Le fantasme

La vie en rose

Groupe Eyrolles
61, bd Saint-Germain
75240 Paris cedex 05

www.editions-eyrolles.com

Dans la même collection :

Jean-Charles Bouchoux, *La Pulsion*, Eyrolles, 2009.
Virginie Megglé, *La Projection*, Eyrolles, 2009.
Saverio Tomasella, *Le Surmoi*, Eyrolles, 2009.
Saverio Tomasella, *La Perversion*, Eyrolles, 2010.

LES MOTS DE LA PSYCHANALYSE

Christine Paquis

Le fantasme

La vie en rose

EYROLLES

L'aube spirituelle

Quand chez les débauchés l'aube blanche et vermeille
Entre en société de l'Idéal rongeur,
Par l'opération d'un mystère vengeur
Dans la brute assoupie un ange se réveille.

Des Cieux Spirituels l'inaccessible azur,
Pour l'homme terrassé qui rêve encore et souffre,
S'ouvre et s'enfonce avec l'attirance du gouffre.
Ainsi, chère Déesse, Être lucide et pur,

Sur les débris fumeux des stupides orgies
Ton souvenir plus clair, plus rose, plus charmant,
À mes yeux agrandis voltige incessamment.

Le soleil a noirci la flamme des bougies ;
Ainsi, toujours vainqueur, ton fantôme est pareil,
Âme resplendissante, à l'immortel soleil !

Charles Baudelaire, *Les Fleurs du mal*

Remerciements

Je tiens à remercier Saverio Tomasella de m'avoir accordé sa confiance dans ce projet, et d'avoir soutenu mon cheminement de pensée tout au long de l'élaboration de cet ouvrage.

Sommaire

Introduction

*Que manque-t-il plus essentiellement
à l'individu que d'être total ?*

Paul Claudel

Qu'est-ce que la liberté pour un être humain ? Est-ce de croire qu'il fait ce qu'il veut, qu'il est pleinement l'auteur de ses actes ?

La question est débattue par les philosophes depuis des siècles. Elle fait appel aux notions de *liberté* (nos actes seraient le fruit d'une volonté absolue de notre part), mais aussi de *destin* (nos actes seraient déterminés par des phénomènes indépendants de notre volonté). En apparence, ces notions sont incompatibles, et accepter l'une revient à dire que l'autre n'est qu'une illusion.

Il est vrai que nous ignorons parfois les véritables motivations qui nous font agir. Certaines sont identifiables comme extérieures à nous (un soleil radieux favorise l'humeur optimiste qui nous fait choisir ce jour pour faire notre demande en mariage), alors que d'autres viennent de l'intérieur, du fin fond de notre vie psychique. C'est là, dans l'univers inconscient, que les fantasmes naissent et agissent.

Dans cet ouvrage, nous vous proposons dans un premier temps d'appréhender la notion de fantasme à travers l'utilisation que nous faisons du terme dans le langage courant, puis de la définir plus précisément.

Dans un deuxième temps, nous irons plus loin en complétant cette approche par les travaux des psychanalystes. Nous essayerons de voir à quoi sert le fantasme dans la vie psychique et en quoi il entrave la liberté.

Nous évoquerons dans un troisième temps des pistes pratiques pour mieux se comprendre.

Après avoir pris le temps de regarder à l'intérieur de nous-mêmes, nous ne serons plus pareils : nous ne virevolterons plus au gré du vent, bon ou mauvais, telle une feuille, et c'est là que pourra émerger notre libre arbitre…

Que déciderons-nous de faire alors de ces nouvelles conditions internes : choisirons-nous avec complaisance de rester dans le monde des fantasmes pour continuer à jouir, ou préférerons-nous nous débarrasser de ces oripeaux désormais inutiles et reprendre la conquête de nous-mêmes, vers la voie de notre incarnation ?

Partie 1

Du comptoir au divan

Un glissement de sens

Pour se rendre compte de l'effet produit par le mot
« fantasme » dans le langage courant, faites un petit
test autour de vous : lancez tranquillement dans une
conversation : « J'ai un fantasme ! » Il y a fort à parier que
vous capterez immédiatement l'attention de votre audi-
toire.

Certains (la plupart) arboreront un sourire malicieux
signifiant : « Ah ! Oui ? Raconte donc ! » ; d'autres, par
gêne ou par pudeur, se mettront sur la défensive. Qu'est-ce
qui déclenche ces sourires entendus ? La phrase « J'ai un
fantasme » active probablement chez les autres une idée
déjà présente, et c'est pour cela qu'ils démarrent au quart de
tour.

Le mot « fantasme » est d'autant plus « aguicheur » que
nous avons tendance à le rapprocher de la sexualité. Comme
chacun perçoit sa sexualité selon des paramètres qui lui sont
propres, l'idée que nous nous faisons du fantasme prend des
allures variables.

Nous remarquons donc le pouvoir attractif de ce mot, et le
fait que tout le monde ait l'impression de savoir précisément de quoi il retourne. Or nous allons voir justement que
ce n'est pas si évident…

Parfum et robe en flanelle : l'éveil des sens

Pour certains, le fantasme correspond au « film » que nous faisons lorsque nous rêvons à une rencontre amoureuse. C'est la version romantique du fantasme, son côté fleur bleue et mutin.

> Un samedi, Maxime descend les escaliers de son immeuble. Une femme monte vers lui. Quelque chose en elle lui fait remarquer sa présence et le sort de ses pensées du moment. En la croisant, il s'enivre du parfum de l'inconnue, et sent le frôlement de sa robe en flanelle sur sa main. De son côté, Julie (c'est ainsi que se nomme l'inconnue) devine la musculature de l'homme qu'elle croise (Maxime), à travers sa chemise en coton entrouverte.
>
> Tous deux se font un film dans leur tête, faisant place quelques secondes à l'idée d'un contact charnel partagé. Ils trouvent les charmes de l'autre attirants et se sourient mutuellement – d'un air mutin – comme s'ils avaient deviné la nature et la réciprocité de leurs pensées. Après cette brève suspension du temps, celui-ci reprend vite son cours. Julie et Maxime se sont croisés et continuent leur course dans l'escalier : lui se dirige vers la porte de l'immeuble, elle arrive sur le palier de son appartement.

Ici, l'éveil des sens semble participer au fantasme et vice versa.

Nous aimons désirer ou, à défaut, nous cherchons à attiser nos pulsions[1]. Quelques indices (un parfum, une robe, etc.) permettent d'anticiper le plaisir d'une rencontre sentimen-

---

1. Poussées internes à caractère vital ou sexuel.

tale, voire corporelle. Imaginer cette rencontre peut suffire, et satisfaire l'élan pulsionnel devient alors secondaire par rapport à l'activité même de désirer.

Le fantasme n'est pas forcément à rattacher à une mise en actes, il n'est pas la réalité. Rien ne dit que Maxime et Julie, qui se sont croisés dans l'escalier précédemment, aient le désir d'entrer vraiment en relation l'un avec l'autre. Le film ne se fait que dans la tête de celui qui fantasme.

Talons aiguilles et lingerie fine : l'érotisme

Beaucoup plus fréquemment, le mot « fantasme » évoque une scène érotique (l'érotisme s'entend ici comme ce qui suggère et suscite l'acte sexuel) : y penser nous procure de l'excitation. « Réaliser ses fantasmes », c'est faire quelque chose d'excitant – ou même d'excentrique – avec son partenaire sexuel.

Le fantasme peut désigner une très large gamme de stéréotypes liés à la sexualité, du plus tranquille au plus débridé. Parmi les scènes érotiques consensuelles, nous trouvons la femme déguisée, nue sous son tablier, qui joue à se comporter en servante auprès d'un homme adoptant le rôle du maître (à moins que ce ne soit l'inverse). Ce type de fantasmes a pour fonction d'extérioriser l'énergie sexuelle, de provoquer l'excitation ou de la maintenir à son summum.

Dans ces tableaux, la mise en scène ou les accessoires peuvent avoir une importance telle qu'ils en deviennent des éléments cruciaux. La lingerie (tant féminine que masculine) devient ainsi un support pour l'imaginaire ou une compensation au manque de désir. La vue d'une chaussure à talon haut, comme extension (ou fourreau) du pied, suffit chez certains à déclencher l'excitation sexuelle. L'instrument, choisi pour son aspect érectile, représente le membre viril et devient alors un fétiche : il porte toute l'énergie de l'excitation sexuelle et est suffisant pour initier l'excitation. S'il représente au départ la relation à l'autre, l'objet occupe ensuite rapidement toute la place... Le talon inspira d'ailleurs le titre du film de Pedro Almodovar *Talons aiguilles* sorti en 1991 : on voit sur l'affiche une chaussure haute de femme avec un talon en forme de revolver. Plus récemment, on retrouve le talon, qui se termine cette fois par une fourche de diable, sur l'affiche américaine du film *Le diable s'habille en Prada* de David Frankel sorti en 2006.

« J'veux du cuir ! » : la pornographie

Certaines représentations plus abruptes font basculer le fantasme au-delà de la frontière de l'érotisme jusqu'à la pornographie. Elles prennent une place non négligeable dans notre environnement, tant leur diffusion est facilitée par les moyens modernes de communication. Nous sortons alors du domaine de la sexualité, pour naviguer dans les eaux troubles du « sexe pour le sexe ».

Dominique cherche à comprendre ce qui l'a rendue « accro » aux réseaux de dialogues instantanés, appelés « cyberchats », orientés vers le sexe. Cette addiction, qu'elle cache aux yeux de son compagnon, dure depuis plusieurs années, envahissant son quotidien. La pornographie est-elle pour elle un palliatif à l'ennui qu'elle ressent dans sa vie ?

> Après chaque session de dialogue, Dominique réalise qu'elle a perdu beaucoup de temps et que cette activité ne lui apporte aucun bienfait à long terme. Elle sent bien que son attrait sonne creux, ce qui la plonge dans un désarroi empreint de honte. C'est la prise en compte de ce désarroi qui lui permettra de sortir de son fantasme.

Il n'y a qu'à saisir le mot « fantasme » dans un moteur de recherche sur Internet pour se rendre compte de la profusion étourdissante de résultats liés à la pornographie.

Au contraire de l'érotisme, la pornographie montre avec force réalisme le coït. La volonté exhibitionniste est manifeste. Pour le psychisme, cela équivaut à « découper » le corps de l'autre en morceaux de chair, et à le réduire à quelques organes, voire à de la matière. Cette posture mentale impose de jouir de l'autre comme s'il s'agissait d'un ustensile et nous laisse croire abusivement que nous pouvons faire ce que nous voulons de lui et de son corps, au mépris du lien qui nous unit à lui. Cela dépasse le fait de donner libre cours au débordement pulsionnel et à la jouissance, il y a une intention latente de dépersonnaliser l'autre et de dénier son statut d'être humain[1]. Cette radicalisation donne au fantasme une dimension déshumanisée.

> Un homme se masturbe dans un train en face d'une étudiante captivée par sa lecture. Il impose ainsi son rapport au sexe à la jeune fille, et la place malgré elle dans une scène érotique décalée, qui ne satisfait que son fantasme exhibitionniste à lui.

---

1. DEFORES M.-C. et PIEDIMONTE Y., *La Constitution de l'être*.

Tout se passe silencieusement, sans échange. Seul l'acte compte. Comprenant ce qui se passe, l'étudiante est d'abord sidérée par l'incongruité de la scène, puis choquée. Elle se lève et descend du train à l'arrêt suivant, marquée par l'incident.

L'homme avait besoin de sentir la possibilité d'être vu, pris sur le fait. Ses fantasmes ont été projetés sur la jeune femme et traduits en actes dans la réalité. C'est la mise en scène d'un viol, ici celui du regard de la jeune fille.

Vers la perversion

Le comble du rapport cru et cruel au sexe est atteint dans les choix pervers illustrés par l'œuvre littéraire et l'existence du marquis de Sade, ou encore, et bien tristement, dans les faits divers sordides. Là, il ne s'agit plus de faire semblant (comme dans le cas du couple qui joue au maître et à la servante), mais de réaliser des actes déshumanisants, profanateurs, qui avilissent l'autre et visent à le dégrader à tout jamais.

Le sadisme, qui se nourrit de fantasmes, consiste à inventer des tortures sophistiquées, parfois maquillées en actes sexuels, menant immanquablement au meurtre d'âme, voire au crime tout court. Il repose sur un « positionnement » de l'individu qui tend à la destruction de l'humain chez l'autre.

Que dit la psychanalyse ?

Nous venons de faire le tour des représentations communes concernant le fantasme. La psychanalyse donne à ce terme un sens différent et surtout bien plus vaste.

Pour appréhender la vraie nature du fantasme, nous vous demandons de faire abstraction du halo culturel et social qui entoure actuellement ce mot, et donc de sa dimension sexuelle (même si nous convenons que le fantasme trouve dans la sexualité un domaine de prédilection pour s'exprimer). Pour vous y aider, nous utiliserons à partir de maintenant la graphie *phantasme*.

Nous vous proposons de retenir pour l'instant l'idée d'une « représentation de théâtre privée », qui se déroule sur notre « scène intérieure ».

Du côté de l'inconscient

Une vie souterraine

Quand nous phantasmons, notre imaginaire travaille, et nous faisons en quelque sorte l'économie de l'action : tout se passe virtuellement. Les phantasmes ne sont généralement pas conscients et agissent de manière souterraine. Ils traversent nombre de manifestations psychiques : ils se retrouvent ainsi dans nos rêves, dans nos actions, dans nos lapsus et dans nos symptômes. Aussi celui qui phantasme n'en est-il pas conscient au moment où il le fait. Dans maintes situations, nous phantasmons sans le savoir. Quand une publicité vantant les mérites d'un produit de beauté nous donne envie de l'acheter, c'est que le « phantasme du corps parfait » s'est activé en nous. Ce phantasme nous pousse à vouloir rester éternellement jeune et en bonne santé, idéal fortement encouragé par notre société occidentale[1].

Par conséquent, il est difficile d'appréhender directement nos phantasmes. Seul un travail d'introspection permet de lier certaines manifestations extérieures (un comportement, un symptôme physique, un rêve récurrent…) à un phantasme préexistant dans notre esprit. Ce travail commence parfois par la découverte de l'existence de son inconscient.

> Élisabeth se sent engluée dans un profond mal-être malgré les antidépresseurs qu'elle prend depuis des années. Au début de sa psychanalyse, elle pense avoir tout pour être heureuse : un conjoint, un enfant, un bon

---

1. Voir plus loin « Quand les phantasmes dictent nos comportements ».

salaire… En apparence, elle a avancé tambour battant, et pourtant, son récit donne l'impression que ce sont les aléas de la vie qui ont décidé du chemin à emprunter, et non elle.

Aujourd'hui, elle réalise combien son travail dans une grande société internationale a un impact stressant sur son équilibre. À l'occasion d'un jour de congé, pourtant attendu, elle se retrouve dans une sorte d'« errance psychique » qui l'interpelle. Elle a du temps, mais aucune envie ne l'anime !

Avec l'aide de son thérapeute, Élisabeth comprend qu'elle est en contact avec son vide intérieur, vide qu'elle a déjà ressenti enfant dans sa famille. Ses parents avaient en effet tout au plus un souci d'entretien vis-à-vis de leur fille, bien que celui-ci défaillît parfois. De véritables relations lui ont cruellement manqué pour faire naître en elle un sentiment d'existence.

Sa journée de congé a été comme un *flash-back* sur un sentiment profondément enfoui en elle. Son inconscient s'est fait jour, Élisabeth sait à présent qu'elle doit travailler avec lui. Elle accepte de vivre ses passages à vide et se fait accompagner pour réduire sa consommation de médicaments.

L'inconscient est une formidable réserve « d'énergies vitales et de potentialités qui repose dans chaque être humain[1] ». Telle une rivière souterraine, il n'est pas visible, mais il est

---

1. TOMASELLA S., *Oser s'aimer*.

bien là et agit à notre insu. Sigmund Freud[1] disait que l'inconscient est le lieu du refoulement, un moyen pour l'esprit de mettre loin de la conscience ce qui le dérange.

La mise en scène d'un vœu

Le phantasme est la mise en scène d'un vœu inconscient. Il s'agit d'un scénario organisé[2] qui peut être énoncé en une phrase basique (sujet, verbe complément), par exemple : « Je vivrai éternellement », « Je suis irrésistible », « Je veux du plaisir »… La personne – ou surtout l'idée qu'elle se fait d'elle-même – est présente dans le phantasme.

Cela dit, l'inconscient a la manie de déformer les choses, voire de les déguiser parfois en leur contraire. Identifier un phantasme, c'est donc se lancer dans un véritable jeu de piste.

> Sigmund Freud se rappelle un souvenir d'enfance dans lequel lui et un autre garçon courent après une fille pour lui arracher son bouquet. Il découvre que derrière cette image, qui fait comme un écran, émerge l'existence de son désir amoureux, mais également son phantasme caché de « prendre sa fleur » à celle qu'il aimait, c'est-à-dire de la déflorer ou de lui faire perdre sa virginité[3].

Autrement dit, le phantasme réagit à un conflit inconscient.

---

1. Neurologue et psychiatre autrichien, fondateur de la psychanalyse (1856-1939).
2. KAUFMANN P. (dir.), *L'Apport freudien*.
3. Voir « Sur le souvenir écran », *Névrose, psychose et perversion*.

Maud Mannoni, psychanalyste, reçoit des parents venus consulter pour leur enfant, si souvent malade que la mère a passé de nombreuses nuits à dormir auprès de lui[1]. À mesure que le fils va mieux, la mère est de plus en plus perturbée.

Au fil des séances, cette dernière réalise combien les symptômes de son fils ont été des prétextes pour se sous-traire aux relations intimes avec son mari. Son absence de désir sexuel pour son époux était masquée par l'enfant qu'elle avait à soigner. Au fond d'elle, elle ne désirait donc pas qu'il en soit autrement.

Dans ce cas, l'enfant n'est pas libre, il est assujetti au phantasme de sa mère[2] que l'on peut formuler sous la forme « je vis sans conjoint ». Peut-être est-ce dû chez l'enfant à une forme de loyauté vis-à-vis de sa mère, ou à un manque de différenciation entre lui et elle : elle a besoin d'un objet à soigner, il est donc cet objet-là.

Nous avons l'habitude d'associer aux lapsus le qualificatif « révélateurs ». En fait, les lapsus sont révélateurs d'un phantasme sous-jacent. Ils sont la réalisation métaphorique en paroles ou en actes d'un désir ou d'une crainte que nous ne pouvons nous avouer ou contre lequel nous luttons inconsciemment. L'inconscient a différents outils à sa disposition pour s'exprimer, dont le remplacement d'un mot en son contraire.

---

1. MANNONI M., *Le Premier Rendez-vous avec le psychanalyste.*
2. Voir plus loin « Vivre dans le fantasme d'un autre » dans le chapitre « La propagation des fantasmes ».

Martin est convoqué par un des professeurs du collège de son fils pour parler du manque d'implication de celui-ci dans ses études. En serrant la main du professeur, il lui dit : « Bonjour Madame », alors qu'il s'agissait d'un enseignant homme.

En son for intérieur, Martin trouvait que l'allure du professeur était trop décontractée, voire efféminée. Comme cela ne « collait » pas avec son phantasme de ce qu'est un homme, il jugea que ce professeur manquait de sérieux et que, par conséquent, il ne prendrait pas son avis en considération. Ce jugement s'est fait de manière inconsciente en quelques secondes, lors de son entrée dans la salle.

Pour compenser son faible niveau d'instruction, Martin aurait aimé que son enfant soit brillant à l'école. Il était donc fâché intérieurement que cela ne soit pas ainsi et a reporté son agressivité (déguisée) vers l'instituteur en le désarçonnant d'entrée.

Le phantasme s'articule avec nos désirs profonds et exprime notre monde intérieur. Par lui se dévoile une dimension essentielle de notre être.

Quand parle le corps

Nous venons de voir que certains de nos comportements expriment nos phantasmes, mais ceux-ci peuvent également transparaître à travers les symptômes physiques qui affectent notre corps.

Marie souffre de ce qu'elle croit être des « crises d'asthme », soignées comme telles par les médecins, sans aucune amélioration depuis des années. Peu à peu, elle perçoit qu'il s'agit plutôt de crises d'angoisses durant lesquelles elle craint de mourir en s'étouffant. La réalité somatique de l'oppression révèle chez elle le phantasme de mort par suffocation. Marie comprend qu'elle craint la mort de son âme, beaucoup plus que celle de son corps.

Un cauchemar lui donne la clef pour comprendre ce qui se cache inconsciemment derrière ces moments d'oppression. Dans son rêve, Marie est avec sa mère. Elle s'enlise dans un marécage bourbeux et ne peut en sortir. Elle se noie dans les eaux troubles du marais, elle se noie sans que sa mère ne la sauve... et, surtout, « elle se noie dans sa mère ».

Les difficultés relationnelles récurrentes de Marie avec sa mère, depuis qu'elle est toute petite, se sont cristallisées dans ce phantasme de noyade et d'étouffement, qui provoquait chez elle de réelles détresses respiratoires.

Le corps peut se faire l'interprète d'un malaise sous-jacent longtemps ignoré de la conscience. Quelque chose agit en nous sans que nous le sachions encore sciemment. Le trouble dit « psychosomatique » traduit un conflit non résolu qui n'a pas trouvé d'autre voie que celle du corps pour se rappeler à l'esprit endormi. La nécessité de soigner le corps (panser la plaie) nous donne alors l'occasion d'élaborer psychiquement (soit de penser) le conflit interne qui se fait jour (pour Marie les relations difficiles à sa mère qui se « montrent » à travers son cauchemar).

Des images mentales

Le phantasme se compose d'images mentales, c'est-à-dire de visions intérieures, comme des photographies ou des films que nous aurions construits en nous-mêmes.

Jean vient d'avoir 40 ans. Il est fermement persuadé que son bonheur ne dépend que de la richesse matérielle qu'il réussit à accumuler.

Cette croyance s'appuie sur des images mentales très précises. Pour lui, la richesse est liée à la terre et aux biens qu'il possède : « Une maison doit être en pierres avec des balcons en fer forgé, une terrasse bordée de balustres, un jardin agrémenté d'une fontaine », etc. Il visualise précisément les images qui correspondent à son phantasme de richesse. De même, selon son scénario intérieur, la voiture d'une personne respectée doit être « une grande voiture de marque allemande de couleur foncée ». Il peut facilement trouver, dans son « catalogue intérieur », les clichés détaillés de ces berlines. Enfin, il a une idée bien déterminée des costumes qu'il doit porter : il a en tête les couleurs et les coupes qui sont pour lui « symboles d'élégance ».

Néanmoins, de son phantasme à la réalité, le décalage est grand… Cela n'empêche pas Jean de continuer à entretenir toutes ses images mentales comme un « code de la réussite ».

Ces images sont si puissantes qu'elles peuvent semer la confusion dans notre esprit, tenté de croire aux scènes imaginaires. Ainsi, la fable intérieure peut prendre toute la place. Sans que nous nous en rendions compte, elle place un écran entre nous et la réalité extérieure.

Une patiente de Donald Woods Winnicott[1] vit dans une sorte de *no man's land* psychique appelé « état dissociatif » : son esprit se détache de son corps et de la réalité. Du point de vue d'un observateur, elle reste assise des heures durant dans sa chambre, mais dans ses phan-

---

1. Pédiatre et psychanalyste anglais (1896-1971).

tasmes, elle peint un tableau[1]. L'acte de phantasmer absorbe toute son énergie tant le phénomène est puissant. Cette femme qui vit dans cette phantasmatisation se débat avec la maladie mentale appelée « psychose », une altération profonde de la personnalité associée à une perte de contact avec le réel.

Les phantasmes conscients

Jusqu'à présent, nous avons surtout évoqué les phantasmes inconscients, qui sont très opérants, car ils échappent à notre conscience. Néanmoins, il existe également des phantasmes conscients.

Les représentations sociales

Les représentations sociales sont des savoirs partagés par un groupe. Par exemple, l'image de la femme en Occident a fortement évolué au siècle dernier. Auparavant, elle était celle d'une mère au foyer cantonnée à élever ses enfants et à tenir sa maison. Le départ de la main-d'œuvre masculine pendant la Première Guerre mondiale a rendu nécessaire le travail des femmes à l'usine. La voie de l'émancipation s'est ouverte, à laquelle ont participé les mouvements féministes des années 1960. Les pratiques vestimentaires en ont été le reflet, puisque le port du pantalon s'est féminisé. Il en fut de même pour le choix d'une profession : Françoise Dolto[2] raconte le bouleversement que produisit son souhait de passer son baccalauréat et de poursuivre des études de

---

1. WINNICOTT D. W., *Jeu et réalité*.
2. Pédiatre et psychanalyste (1908-1988).

médecine, ses parents estimaient qu'elle ne pourrait plus se marier. Aujourd'hui, les femmes « accomplies » sont celles qui mènent de concert une vie professionnelle riche et une vie de famille épanouie.

Les représentations sociales deviennent des phantasmes lorsque nous nous les approprions tellement qu'elles prennent une place importante dans notre vie et orientent nos choix. Elles déterminent alors notre rapport au monde.

Ainsi, la femme qui croit qu'elle a besoin d'être accompagnée d'un bel homme pour être respectée en société a un phantasme conscient. Elle est capable de reconnaître qu'elle a cette vision de la vie, mais ne peut s'empêcher de se mettre en couple avec des hommes beaux, mais dont le caractère ne lui correspond pas.

Certaines conceptions sociales largement admises dans la société peuvent être nocives, comme celles liées à la pornographie et à sa banalisation que nous imposent les médias.

Les fictions éveillées

Pour nous départir de la réalité, trop dure à accepter ou trop violente à vivre, nous nous créons parfois des fictions à l'état de veille. Ces fictions généralement récurrentes, fixes et prédéterminées par notre imaginaire, sont des phantasmes conscients. Elles viennent se proposer dans notre quotidien dès que nous ressentons un certain mal-être, tels des « doudous » qui nous accompagnent en toutes circonstances.

Justine grandit dans un environnement pauvre sur le plan humain : ses parents sont peu enclins à entrer en relation avec elle. Alors la jeune fille se crée un monde fabuleux, qui tente d'occulter sa réalité personnelle difficile à admettre. Elle cultive sciemment l'idée que ses parents ne sont pas ses géniteurs et qu'elle serait en fait la dernière représentante de l'espèce humaine sur la Terre. Des extraterrestres l'observeraient, étudiant scientifiquement le moindre de ses mouvements. Justine serait du coup l'objet de toutes les attentions. Elle pense que derrière l'interdiction (réellement posée par ses parents) de quitter la ville se cache une terrible vérité : elle est condamnée à vivre *ad vitam aeternam* sous une bulle qui sert de gigantesque laboratoire aux extraterrestres.

Son phantasme conscient lui permet de prendre de la distance par rapport au manque d'amour qu'elle ressent cruellement au sein de sa famille : elle n'est plus atteinte par cette situation puisque ses parents sont des étrangers pour elle… Sa fiction lui sert de refuge.

La propagation des phantasmes

J'attendais en vain
Que le monde entier m'acclame
Qu'il me déclare sa flamme
Dans une orgie haut de gamme

B. Biolay, « Padam », *La Superbe*

L'enseignement des chamans[1] peut nous éclairer sur les phantasmes communs à tous les hommes. Ces sages nous mettent en garde vis-à-vis des phantasmes de la planète qu'ils nomment *rêves* :

> « Les humains nous précédant ont créé un grand rêve extérieur que l'on appelle le rêve de la société ou le rêve de la planète… Il est composé de tellement de règles (croyances, lois, religions, différentes cultures, modes de vie, gouvernements, événements sociaux) que lorsqu'un nouvel être humain naît, on capte son attention et on introduit ces règles dans son esprit[2]. »

---

1. Le chaman est un prêtre sorcier qui communique avec les esprits de la nature.
2. RUIZ DON M., *Les Quatre Accords toltèques.*

La fiction proposée par la société enseigne insidieusement à chacun ce qu'il doit croire. Notre foi en ce système de croyances est si forte qu'il contrôle notre existence. Les phantasmes peuvent donc devenir contagieux et se propager dans la multitude, formant ainsi une sorte de lien social.

Généralités : attention danger !

Les généralités sont porteuses de phantasmes. Méfiez-vous des tournures rapides qui englobent une catégorie de personnes : « Ils/elles sont comme ça ! » Cataloguer de manière abusive est un moyen de justifier une prise de pouvoir. Ces généralités peuvent toucher :

- les groupes culturels : n'avez-vous jamais entendu que « les Français sont sales » ? ;

- les âges de la vie : « Les enfants ne pensent qu'à s'amuser ! » ;

- les situations d'existence, comme le mariage, l'argent, le handicap, etc. : « Cette personne est inapte à la communication puisqu'elle s'exprime mal. Inutile de s'adresser à elle… » ;

- le genre : « les femmes sont frivoles », « les hommes sont infidèles »… Sur ce sujet, les idées reçues vont bon train ! Il est facile de le constater dans les publicités.

Les stéréotypes, qui reposent sur des phantasmes, sont des simplifications qui masquent les réalités individuelles complexes et variées. Ils se déclinent dans tous les domaines. Or l'identité d'une personne ne se résume pas à une étiquette !

Derrière l'idée préconçue

Derrière toute croyance ou idée préconçue qui prend beaucoup de place dans notre vie se cache un phantasme inconscient.

> Zoé ne peut pas imaginer que ses enfants aient une véritable compréhension de la situation délicate que traverse son couple. Depuis des années, elle répète qu'« ils sont si petits ». Elle avance – abusivement – que les enfants ne comprennent pas ce qui se passe dans le monde des adultes. D'une certaine manière, cela l'arrange bien de ne rien expliquer à ses enfants et de les garder à l'écart. Mais surtout, cela lui évite de rouvrir une plaie de son enfance, due à un drame survenu dans sa famille lorsqu'elle était petite.
>
> Ses parents lui ont caché la maladie et le décès brutal de sa marraine, car ils pensaient qu'elle était trop petite pour comprendre et accepter cette dure réalité. Officiellement, elle n'en a rien su, mais elle garde le souvenir d'un mal-être ambiant, perceptiblement criant. Aujourd'hui, elle ne souhaite pas revivre cette douleur ancienne qui la fragiliserait alors qu'elle doit faire face à ses difficultés présentes.
>
> Zoé a donc fait sien le phantasme général selon lequel les enfants ne comprennent rien – comme s'il existait deux mondes différents ! –, car dans son histoire, il a été confirmé, induit par ses parents.

Lorsque nous adoptons un phantasme répandu dans la société sans le remettre en cause, il est fréquent que ce soit parce qu'il s'intrique dans un phantasme personnel. Nous pouvons ainsi avoir été victimes enfants du même phantasme (cette fois celui de nos parents), comme dans le cas de Zoé ci-dessus.

Parfois, cela cache autre chose de plus subtil…

> Victorine traverse son deuxième divorce. Cette fois-ci, c'est son conjoint qui a provoqué la séparation. Elle évite de se poser des questions douloureuses pour elle. De vieux schémas perdurent, qui la poussent à dire, reprenant à son compte un phantasme répandu : « Les hommes, ça baise ! »
>
> Ses mots viennent en réalité camoufler la douleur affective de la trahison et sa déception que la relation se termine ainsi. Le plus important est donc ce qu'elle ne dit pas. Il semble que Victorine n'ait pas véritablement vécu de rencontre d'amour, mais seulement des rapports de pouvoir, de séduction, voire de prédation, avec le sexe opposé. Croire que les hommes « ne pensent qu'à ça » (selon le phantasme « les hommes sont gouvernés par leurs pulsions sexuelles ») la fait déployer un décor relationnel stérile avec ses compagnons dans lequel elle se fige.

Vivre dans le phantasme d'un autre

Les relations entre deux personnes peuvent être très complexes. Certains individus cherchent un partenaire pour jouer leurs phantasmes, un acteur pour interpréter un rôle précis dans leur scénario imaginaire. Leur choix est donc orienté en ce sens.

Quand ces individus trouvent la personne « idéale », une relation de type pervers se met progressivement en place. Le figurant désigné se laisse instrumentaliser comme s'il devenait une chose. Le phantasme du « metteur en scène » va entrer dans l'esprit de l'« acteur » comme un corps étranger, un virus qui y fait sa place, tant et si bien que ce dernier finit par s'approprier les motivations inconscientes de son partenaire. Le phantasme devient le ciment de la relation et rend les protagonistes dépendants l'un de l'autre. Seul celui qui souffre peut sortir du scénario...

Dans le film *La Fille coupée en deux* de Claude Chabrol sorti en 2007, Gabrielle se met sous l'emprise d'un homme qui vit dans la luxure avec la complicité passive de son épouse. Éprise de ce que cet homme représente pour elle et s'imaginant devenir l'« unique » pour lui, elle accepte de discrètes mais insistantes demandes. Sous prétexte de « tester son ouverture d'esprit », son amant lui offre un livre sur l'érotisme et lui propose des scénarios sexuels qui vont l'entraîner de la scène privée à des lieux échangistes.

Ces moments intenses seront suivis d'une chute fatale : la fuite définitive de l'être « aimé ». Anéantie, Gabrielle réalise qu'elle n'a été qu'un pion sur l'échiquier de son amant. Par dépit, elle cède aux avances d'un riche déséquilibré « qui a l'habitude de posséder tout ce qu'il désire », mais pour qui elle n'éprouve aucun sentiment. Elle replonge de nouveau dans les phantasmes d'un autre, car en épousant cet homme, elle entre dans un monde huppé et froid qui ne lui correspond nullement. Son mari perçoit rapidement que les pensées de sa femme restent attachées à sa précédente liaison passionnelle. Désespéré et fou de rage, il assassine son rival pervers en pleine réception mondaine, croyant pouvoir rompre cet enchaînement toxique...

Il n'est pas facile d'entrer en relation avec autrui sans tomber dans le piège de ses croyances et de ses phantasmes. C'est seulement après quelques incidents et accrochages que nous commençons à ouvrir les yeux et à nous interroger, car nous percevons intimement que les phantasmes de l'autre contrecarrent l'évolution de nos propres désirs et pensées.

Quand les phantasmes dictent
nos comportements

Dans certains cas, nous sommes amenés à agir selon notre phantasme et nous orientons donc nos actions vers un but déterminé. Nous sommes alors poussés par une force inconnue dont nous n'avons pas conscience.

Le phantasme de l'union parfaite

Qui n'a pas rêvé de rencontrer un prince charmant ou une belle princesse ? Ce mythe-là est fortement ancré en nous. Il nous conforte dans l'idée qu'il existe sur terre un être fait pour nous, une moitié qui comblerait toutes nos attentes. Selon le discours d'Aristophane dans *Le Banquet* de Platon, les mortels avaient à l'origine une apparence sphérique et Zeus les aurait coupés en deux comme une orange. Chaque partie séparée garderait le souvenir de l'autre et s'évertuerait à la retrouver et à s'unir à elle pour vivre heureuse.

Alexandre ne se remet pas de sa déception amoureuse. Lui et sa petite amie, qui devaient être séparés le temps d'une année d'études, avaient décidé de s'accorder des aventures chacun de leur côté.

> Mais Alexandre prend conscience que ce « contrat » n'est pas tenable lorsque sa petite amie se laisse séduire par un autre. Le jeune homme se sent trahi, mais ne se résout pas à s'éloigner d'elle. Il la harcèle pour la voir, sans savoir ce qu'il attend vraiment de leur relation.
>
> Alexandre se trouve pris dans le phantasme de l'union parfaite : cette femme est sa moitié, celle qu'il a si longtemps attendue, et il ne peut donc y renoncer...

Le mythe s'adapte à la technologie d'aujourd'hui : nombre de personnes cherchent ainsi leur moitié en composant son portrait sur les sites Internet de rencontres.

Le phantasme de la relation idéale, dans laquelle nous sommes tout pour l'autre, fait écho aux premiers instants de notre vie. Bébés, nous avons vécu un lien sans nuages – c'est-à-dire sans frustrations – avec notre premier objet d'amour, généralement notre mère.

Cela dit, la barre est haute, car le prince charmant ne correspond à personne sur cette Terre. L'union parfaite est une illusion, et il faut en avoir conscience pour sortir du phantasme et pouvoir s'engager dans un lien véritable. Celui-ci met en œuvre le désir de rencontrer l'autre tel qu'il est, avec ses qualités et ses défauts. Le lien véritable fait évoluer la relation vers toujours plus de sincérité et d'accomplissement pour chacun.

Si ce phantasme de l'union parfaite prend en nous trop d'ampleur, il peut nous faire passer d'un partenaire à l'autre sans jamais entrer avec aucun dans une vraie relation.

> Etty Hillesum écrit : « Si quelqu'un fait impression sur moi, je suis capable de me plonger des jours et des nuits dans des phantasmes érotiques ; je ne m'étais encore

jamais rendu compte de la déperdition d'énergie que cela représente ; et si un vrai contact s'établit, la désillusion est grande[1]. »

Un autre phantasme alimente le mythe de l'union parfaite, c'est le phantasme du « sauveur ». Emprisonnés dans nos problèmes et notre mal-être, nous attendons que la solution ou la délivrance vienne d'un autre, ce qui nous dédouanerait d'un repositionnement personnel pourtant nécessaire.

Le phantasme de la réussite sociale[2]

La réussite sociale (ou financière) est un phantasme répandu qui, dans notre société, prend beaucoup de place. Nous ne manquons pas de porter attention aux signes extérieurs de richesse : le modèle de voiture haut de gamme, la belle montre, le tailleur de grande marque, la paire de lunettes signée d'un grand couturier…

Le phantasme de la réussite sociale nous force à juger autrui sur le critère de sa capacité financière. Il est pernicieux du fait qu'il enferme l'autre dans des représentations toutes faites, réduisant ainsi nos possibilités de le rencontrer vraiment.

Guy de Maupassant narre dans la nouvelle *La Parure* l'histoire de Mathilde, qui « se sentait née pour toutes les délicatesses ». Un jour, elle et son mari sont invités à une

---

1. HILLESUM E., *Une vie bouleversée*, Le Seuil, 1995.
2. Voir aussi l'exemple d'Agathe dans le chapitre « Débusquer et analyser ses phantasmes », Partie 3.

réception mondaine. Pour compléter élégamment sa tenue, la jeune femme emprunte à une amie une rivière de diamants.

À la fête, tous les hommes la regardent danser « dans la gloire de son succès, fait [...] de tous ces désirs éveillés ». De retour chez elle, elle s'aperçoit qu'elle a perdu la parure. Le couple se résout à en faire fabriquer une par un bijoutier afin de la restituer. La charge financière de cette effroyable dette les plonge dans la misère.

Dix années plus tard, Mathilde croise son amie et lui explique ce qui lui est réellement arrivé le soir de la fête. Son amie lui répond alors que la parure qu'elle lui avait prêtée n'était qu'une imitation...

Mathilde n'était pas heureuse de la vie qu'elle menait. Alors, quand l'occasion s'est présentée de paraître et de briller en société, son phantasme d'ascension sociale a pris le dessus. Elle a voulu se mettre en valeur, comme pour enfin révéler au monde sa vraie nature. Sauf que la confrontation avec la réalité est tombée tel un couperet lors de la perte de la parure. Le phantasme de Mathilde n'a pas desserré l'étau dans lequel elle était prise : elle a gardé une haute opinion d'elle-même et a voulu sauver son amour-propre. Pour éviter le déshonneur, elle a caché la vérité à son amie, quitte à payer le prix fort.

Cette femme, en se laissant aveuglée par son orgueil, a précipité son couple dans la déchéance. Guy de Maupassant conclut : « Comme il faut peu de chose pour vous perdre ou vous sauver ! »

Le phantasme de la performance

La réussite professionnelle est une idée consensuelle qui, dans notre société, prend beaucoup de place : quand nous établissons de nouvelles rencontres, nous posons rapidement la question du métier exercé afin de « situer » la personne. Cette idée va jusqu'à influencer notre mode vestimentaire : ainsi, porter un costume trois-pièces de couleur sombre est un gage de sérieux pour les hommes d'affaires.

Dans une grande entreprise, le phantasme de la performance (compétitivité et rendement) a une fonction précise, celle de fédérer et de souder un groupe imaginaire, afin que ses membres adoptent un comportement unifié et grégaire. Il est induit par la mythologie du groupe (l'esprit d'entreprise) et souvent imposé. Ainsi, un cadre est un salarié qui ne compte pas ses heures, restant au bureau jusqu'à des heures tardives pour finaliser ses dossiers. Généralement, il travaille sous pression, se sentant sur un siège éjectable prêt à être licencié à la prochaine restructuration de l'entreprise, si par hasard son équipe est jugée « redondante » avec une autre. Sois compétitif ou disparais, telle est la devise !

C'est ainsi que le phantasme de la performance réduit les libertés individuelles et insuffle un sentiment de peur (celle d'être exclu du groupe ou de perdre son travail). Ces contraintes peuvent avoir une force telle que des salariés se sentent profondément anéantis en cas de mauvais résultats, associant leur échec au travail à un échec de vie.

Le phantasme du corps parfait

Ce phantasme est très présent dans notre société, diffusé par la publicité et les magazines féminins notamment. Les femmes ne sont pas encouragées à avoir un corps singulier et original, mais à tenter désespérément d'obtenir celui des mannequins sur papier glacé, souvent très différents. Or ces images sont retouchées pour accroître la perfection des corps, jusqu'aux limites de l'inhumanité (jambes allongées et démesurées, aspect uniforme de la peau, photo composée des morceaux les plus avantageux de plusieurs manne-quins…) !

> Éléonore se souvient que, lorsqu'elle était adolescente, le phantasme du corps parfait a fait des dégâts sur son rap-port aux autres et à elle-même. Elle souffrait que les gar-çons ne la regardent pas, un peu comme si elle était un être asexué transparent.
>
> Même si son corps lui a donné tôt des signes de change-ments pubertaires, elle refusait ceux-ci au point de ne plus vouloir se voir. Elle évitait les miroirs dans la maison, et se coupait aussi de ses ressentis corporels.
>
> Sa meilleure amie, qu'elle trouvait pulpeuse, incarnait pour elle le corps parfait. Son amitié avec elle lui permet-tait de vivre par procuration une vie sentimentale avec les garçons.

Par extension, on retrouve le même phénomène chez les « *fashion victims* », victimes de la mode certes, mais aussi du phantasme d'un idéal vestimentaire. Il s'agit de la seconde peau du corps parfait. C'est le sujet du film *Le diable s'habille en Prada* de David Frankel sorti en 2006. La jeune Andrea obtient un poste dans un magazine de mode qui, d'après la rumeur, serait le tremplin pour entrer comme journaliste dans le journal d'informations qui l'intéresse. Cependant, devenir l'assistante d'une rédactrice d'un grand magazine de mode n'est pas de tout repos, surtout quand celle-ci est tyrannique. Au départ, la jeune femme ne connaît rien au domaine de la mode. Peu à peu, elle se laisse happer par ce monde exigeant et commence à délaisser son entourage, sous prétexte qu'il n'est plus à la hauteur de sa nouvelle condition… Un événement inattendu la réveille : elle découvre que la rédactrice, derrière son aspect « *super-woman* », est confrontée à la dépression tant son activité professionnelle a rongé depuis des années sa vie privée. On finit par se demander si la sophistication vestimentaire de cette femme n'a pas pour fonction de masquer sa vie psychique, et notamment son désarroi intérieur qu'elle ne souhaite montrer à personne.

Allons un peu plus loin…

De la *neurotica* aux *phantasies*

Le terme « phantasme » existe dans la littérature depuis fort longtemps. Voyons comment la psychanalyse, discipline naissante, se l'est approprié pour en faire une idée maîtresse dans son domaine.

Au début de sa pratique, Sigmund Freud remarque que ses patients évoquent fréquemment dans leur discours des scènes d'agression sexuelle qu'ils ont vécues enfants. Il émet alors l'hypothèse de la séduction, souvent sexuelle, exercée par des adultes sur les enfants, et du choc psychique qui en découle chez ces derniers. Croyant avoir trouvé la cause des névroses[1], il nomme cette théorie la *neurotica*.

Cependant, il s'aperçoit peu à peu que cette théorie ne convient pas à tous les cas de figure et constate des variations du récit chez un même patient. Dès lors, il ne tient plus pour systématique la réalité des agressions sexuelles survenues dans l'enfance de ses patients. Cela l'amène à remettre progressivement en cause sa *neurotica*. Ce moment

---

1. La névrose est une affection caractérisée par des troubles affectifs et émotionnels dont l'individu a conscience et qu'il cherche à soigner. Il n'y a pas de perte de contact avec le réel, contrairement au cas de la psychose.

marque chez lui le temps d'un renoncement difficile[1]. Pourtant, il s'agit d'un cap fondamental pour ses recherches. Certains auteurs avancent même que ce temps confirme la naissance de la psychanalyse, car Freud s'éloigne alors de la psychologie traditionnelle…

Il élabore ensuite l'hypothèse selon laquelle le souvenir d'une séduction évoqué en séances serait dû, dans les cas où les éléments du réel manquent pour confirmer le fait qu'elle ait vraiment eu lieu, à un mouvement psychique intérieur du patient. Il s'agirait de scènes auxquelles le patient croit tellement qu'il les intègre dans son histoire personnelle. Ces scènes s'élaboreraient à partir d'une combinaison inconsciente de fragments psychiques divers. Freud les nomme *phantasies*[2].

Les *phantasies* sont donc inconscientes du fait de leurs origines, mais elles peuvent apparaître dans la dimension préconsciente (zone intermédiaire entre la conscience et l'inconscient) ou devenir conscientes au cours d'une psychanalyse. Freud perçoit le rôle important que les *phantasies* jouent dans le développement psychique de chacun et non seulement des personnes troublées. Cette découverte ouvre la voie de l'exploration de l'inconscient.

Le mot *phantasie* a été traduit par « phantasme » en français. Nous reviendrons ultérieurement sur la justesse de cette traduction.

---

1. LAPLANCHE J. et PONTALIS J.-B., *Fantasme originaire, fantasmes des origines, origines du fantasme.*
2. Terme allemand.

Au commencement était l'illusion

Comment naît le phantasme ? La réponse à cette question s'articule autour de plusieurs axes. Commençons par constater que le phantasme met en relation ce qui se passe à l'intérieur et à l'extérieur de nous. Autrement dit, il établit une sorte de médiation entre notre vie psychique et la réalité extérieure. Le phantasme alimente et organise notre effort pour trouver un sens à la réalité physique.

Cet aspect est fondamental dans notre condition d'être humain qui doit s'adapter au monde dans lequel il vit. Il est important de se rendre compte que, dans notre espèce, le petit humain naît extrêmement démuni, dans l'impossibilité de survivre seul. Le bébé, puis l'enfant, a besoin de l'assistance prolongée d'un adulte protecteur.

Pour organiser mentalement ce qu'il perçoit autour de lui, le nourrisson dispose d'une fonction psychique fondamentale que D. W. Winnicott appelle l'« aire transitionnelle[1] ». Il s'agit d'une sorte d'espace psychique entre soi et le monde qui permet de ne pas se heurter violemment au réel, un espace de jeu dans lequel le nourrisson peut apprivoiser la dureté de la réalité.

---

1. WINNICOTT D. W., *Jeu et réalité*.

L'aire transitionnelle se constitue dès les premiers moments de la vie. Contrairement à notre vision idéalisée, il n'y a pas au début à proprement parler d'échanges, au sens d'échanges d'individu à individu, entre la mère et son nourrisson. La mère est là, apportant tout son talent pour offrir à son bébé les soins de maternage à l'endroit et au moment où il a besoin de les recevoir. Elle le fait si bien que le bébé a l'illusion que le sein ou le biberon qui le nourrit est une partie de lui-même. D. W. Winnicott dit d'ailleurs qu'il le crée. L'illusion est vitale pour le nourrisson, car elle fait tampon avec la réalité extérieure et lui donne les premières formes de représentation du monde physique.

Dans une phase ultérieure, la mère « suffisamment bonne » – entendez par là juste ce qui est nécessaire : ni trop ni trop peu – devra se retirer progressivement. L'enfant pourra alors vivre la frustration par petites touches, sans risque pour son organisation psychique fragile, et se confronter à la réalité. Aussi va-t-il réaliser en attendant son biberon que sa mère et lui sont deux individus séparés. Enfin, il va se mettre à participer au fait de se nourrir en tenant le biberon avec ses mains, et plus tard en saisissant les morceaux d'aliments… Il va donc activer sa profonde aspiration à grandir.

Il existe un objet qui est le signe tangible de cette aire transitionnelle : c'est ce que parents et professionnels de la petite enfance appellent communément le « doudou ». Celui-ci assure pour l'enfant la transition entre une mère « tout pour lui » et une mère qui se détache. Le doudou est comme l'équivalent d'une « pile » affective, qui se charge du maternage de la mère et restitue à l'enfant de la sécurité affective aux moments où il en a le plus besoin, comme lors d'une séparation (par exemple au début d'une journée en crèche). Le doudou le protège de l'angoisse.

Le jeu prend naissance dans l'aire transitionnelle. Un enfant qui joue à la guerre peut manipuler ainsi les notions de conflit, de disparition, de mort. Dans cette aire naît aussi la curiosité désirante, intellectuelle, soit de manière générale l'expérience de la création.

L'aire transitionnelle est une ressource présente tout au long de la vie. Elle ne disparaît pas à l'âge adulte, car « l'acceptation de la réalité est une tâche sans fin[1] ». La réalité est en effet malheureusement parfois difficile à accepter : décès d'un être cher, handicap suite à un accident, maladie, etc.

---

1. *Ibid.*

Le phantasme, une défense psychique

Nous souffrons de traumatisme psychique provoqué par des événements réels, jusqu'à en faire des constructions fantasmatiques, supports elles-mêmes de projets et d'insertion dans la réalité.

Y. Tisseron-Papetti, *Du deuil à la réparation*

Pour échapper au drame, à la réalité amère que l'esprit ne peut appréhender sur le moment, nous nous construisons une nouvelle réalité qui fait office d'écran : il s'agit du phantasme. Cette parade, fabriquée grâce à notre inventivité, témoigne donc d'une dynamique propre à chacun de nous. Elle nous aide à surmonter certaines situations de vie et à continuer à nous sentir vivants, nous permettant par exemple de faire l'économie d'un symptôme somatique. Les psychanalystes parlent de « défense psychique ».

Une barrière protectrice

Certains événements viennent littéralement pulvériser notre équilibre mental et causer en nous des traumatismes psychiques importants.

La survenue précipitée d'un drame fait que nous n'avons pas le temps d'intégrer l'impact du réel. Il nous faut alors de manière urgente mettre notre structure psychique à l'abri : la défense phantasmatique devient une protection vitale au moment du choc. C'est ce qui peut arriver dans le cas de traumatismes engendrés par le décès brutal d'un être cher.

> Grégory, 4 ans, perd sa mère au cours de l'accouchement d'un puîné. Deux ans plus tard, un baptême aérien lui est proposé dans le cadre d'une activité de loisirs. En montant dans le petit avion, Grégory, au comble de l'excitation, lance plein d'espoir qu'il va enfin revoir sa maman partie au ciel.
>
> En imagination, l'enfant a créé les conditions de ses retrouvailles avec sa mère. Il a inconsciemment fait le lien entre l'espace réel du ciel et le lieu symbolique.
>
> Garder le souvenir d'une personne morte, c'est l'accueillir dans son ciel à soi : son esprit ou son cœur. Le phantasme de Grégory (retrouver sa mère partie au ciel) vient réinterroger pour lui la question de la disparition de sa mère et la question de la mort, qu'il peut aborder sous un nouvel angle à présent qu'il a grandi.

La psychanalyste française Maria Torok, à la suite du psychanalyste hongrois Sándor Ferenczi, affirmait[1] que le phantasme témoigne d'un échec des processus d'intégration de la réalité dans la vie psychique. Un événement ou un conflit intérieur serait comme un dossier « en souffrance », en attente d'être traité ultérieurement.

---

1. TOROK M., *Une vie avec la psychanalyse.*

L'activité phantasmatique remplit une fonction protectrice dans l'instant où elle est constituée. À court terme, cela fonctionne assez bien. Toutefois, parce que ce n'est qu'une mesure d'urgence, l'individu doit ensuite trouver autre chose (par exemple l'expression artistique).

Quand le phantasme se fige

S'il ne parvient pas à élaborer le conflit, c'est-à-dire à lui donner une signification qui lui permette de ne plus s'y enliser, le risque est grand que l'activité phantasmatique change de nature. Le phantasme se fige alors, puis s'inscrit comme un élément constitutif de la personne, jusqu'à constituer son identité, ce qui n'est pourtant pas le cas[1].

> Françoise Dolto soigna un garçon âgé de 7 ans qui s'isolait dans des mouvements compulsifs de bras. Sa mère, célibataire, était couturière à domicile.
>
> La psychanalyste comprit que l'enfant s'était identifié à « l'autre de sa mère », la machine à coudre, objet qui lui accaparait tout son temps, à défaut d'homme. Dans ses phantasmes, il jouait à ce qu'il considérait comme exemple paternel, grâce à quoi il devenait le maître de la maison et gardait sa mère près de lui. Cette identification à l'objet faisait office de tiers. Néanmoins, elle menait l'enfant vers une voie erronée et aberrante, car non humaine (comme s'il était le mouvement de cette machine)[2].

---

1. TOMASELLA S. et PHO G., *Vivre en relation.*
2. DOLTO F., *Séminaire de psychanalyse d'enfants I.*

Dans le cas d'un abus sexuel, le traumatisme est tel qu'il vient perturber les différentes strates de l'individu. Le cauchemar récurrent est un lieu d'expression des phantasmes. En psychanalyse, ils sont l'équivalent de rêves échoués qui relancent la collaboration avec le thérapeute. Quelque chose n'arrive pas à accéder à la pensée consciente et se vit directement la nuit de manière angoissante.

> José raconte combien depuis longtemps ses nuits sont fortement agitées par des cauchemars remplis d'« insectes rampants[1] ». Sa terreur est telle qu'il se réveille en sursaut pour bondir hors de son lit. Ces images l'obsèdent, le délogent de la tranquillité du sommeil et troublent son intimité psychique. Il a le sentiment de n'être jamais tranquille.
>
> En lien avec son histoire et avec son psychanalyste, José comprend que ces insectes sont la représentation métaphorique de ce que le sexe a eu d'effrayant pour lui, enfant. Son ressenti passé a mué sous la forme d'une image phantasmatique. José avait presque oublié, mais il parvient à se souvenir que très jeune il a subi les attouchements sexuels d'un adulte malintentionné, ami de ses parents. Aujourd'hui, son inconscient se fait la mémoire de son âme et lui restitue l'intention de cet adulte pervers : le destituer de son statut d'enfant, de son humanité.

---

1. « Insecte » est l'anagramme d'« inceste ». On pourrait voir dans les « insectes rampants » des « incestes parents ».

Un mur gigantesque, voire un cercueil

Le film *The Wall*[1], du groupe rock Pink Floyd, donne une représentation du phantasme à point nommé. Il nous fait entrer dans le monde interne d'une star de rock qui sent défaillir sa personnalité.

> Le héros du film se fabrique un mur protecteur derrière lequel il croit trouver refuge. Pourtant, ce mur finit par l'étouffer et le pousse vers la folie. Chaque brique du mur correspond à une contrainte, elle peut donc être vue comme un élément refoulé contribuant à l'enfermer dans l'utopie qu'il crée lui-même.
>
> Quand le phantasme fonctionne en vase clos, il devient un mécanisme rouillé qui entraîne l'individu dans un cycle ronronnant. Dans le film *The Wall*, le héros est enfermé dans une immense solitude. Pour s'en dégager, il devient fou, jusqu'à incarner le personnage d'un dictateur qui, sous la bannière des marteaux croisés, pousse son auditoire à la violence contre les minorités sociales. Étrange réminiscence du tumultueux passé de l'histoire occidentale... Au fond de lui, le héros n'est pas ce dictateur. Il est un enfant qui souffre d'avoir manqué d'un père, tombé au cours de la Seconde Guerre mondiale (celui-ci aurait pu l'aider à grandir en homme). Il se perd dans ses cauchemars, et sa perception du monde se pétrifie autour d'eux. Le mur est une représentation de ce qu'il ne peut dépasser et de son enfermement psychique.

---

1. Réalisé par Alan Parker en 1982.

La tragédie *Antigone*[1] présente un intérêt double. Elle met en exergue l'aspect manipulatoire du phantasme et illustre les travaux de psychanalystes sur la fonction du désir. Le psychiatre et psychanalyste Jacques Lacan y a d'ailleurs consacré une partie de ses recherches[2].

> Dans cette pièce, le roi Créon refuse d'accorder des funérailles à Polynice. La sœur de ce dernier, Antigone, décide alors de l'accompagner dans le tombeau et se fait enterrer vivante. Pourquoi une décision si radicale ? Il est impossible pour Antigone d'admettre la réalité de la mort de son frère. Quelque chose d'elle est profondément lié à celui-ci. En fait, son choix révèle son attachement fusionnel, de nature « incestuelle[3] », à Polynice. Antigone s'engouffre dans la faille d'un puissant phantasme : celui d'être fidèle à jamais à la loi qu'elle se donne : la loyauté à sa famille. Il n'y a plus de place pour autre chose, pour sa vie, son existence à elle, et la mort lui semble être la seule issue possible[4]. Son phantasme lui sera fatal…

En résumé

Le phantasme représente la matérialisation imaginaire, la trace dans la mémoire d'un traumatisme ou d'un conflit passé, sous la forme d'un rébus à déchiffrer (comme le rêve). Il en conserve le souvenir, parfois tronqué ou dans certains cas idéalisé. S'il a une utilité sur le moment, il devient au

---

1. Tragédie grecque de Sophocle.
2. LACAN J., *L'Éthique de la psychanalyse*.
3. Inceste dans les relations familiales sans passage à l'acte sexuel. Voir TOMASELLA S., *La Perversion*.
4. GUYOMARD P., *La Jouissance du tragique*.

bout d'un moment pesant. Figé, le phantasme ne souffre d'aucune modification, il fait rempart et reste tel qu'il a été construit à l'époque où il a été nécessaire. Le phantasme se comprend alors comme une butée, tant il a fonction de cacher ce que l'individu ne veut pas voir. Il bloque le mouvement de pensée et le paralyse : la personne en prise avec son phantasme ne peut plus penser en dehors des limites que celui-ci lui impose. Une réalité parasite la tyrannise à jamais, réduisant ses possibilités d'action et bridant son aptitude à élaborer des projets dans son existence. Il n'y a plus d'évolution possible…

Les phantasmes originaires

Freud constate des similitudes dans les phantasies de ses patients. Il en dégage des caractères communs à tous les humains, qu'il nomme « phantasmes originaires ».

Les phantasmes originaires permettent d'organiser la vie intérieure de l'être humain et sont une sorte de passage nécessaire. Ils surgissent spontanément pour donner une première forme de représentation et peuvent se comprendre comme une tentative de réponse à une question que chaque être humain se pose inconsciemment durant son développement personnel. « Les enfants comblent de cette façon les lacunes de la vérité individuelle à l'aide d'une vérité préhistorique[1] », c'est-à-dire une histoire ancienne, un mythe commun à tous les humains qui ont vécu avant eux.

Le phantasme de la scène primitive

L'enfant ne sait pas d'où il vient, comment il est venu au monde, comment il a été fabriqué… Il va donc s'imaginer tout un tas de scénarios sur la manière dont il a été conçu.

---

1. FREUD S., *Introduction à la psychanalyse*.

Ainsi, le *phantasme de la scène primitive* concerne la représentation de la relation fécondante entre les parents, dont l'enfant est issu. C'est l'aboutissement de sa pérégrination mentale. Il peut alors concevoir qu'il est issu d'une rencontre intime entre un homme et une femme et perçoit qu'à l'issue de l'acte sexuel, le mystère de la vie et de SA vie apparaît. Le phantasme de la scène primitive l'interpelle sur son origine d'être unique.

À s'interroger sur l'intimité de ses parents, l'enfant entrevoit son intimité propre. Au niveau corporel, cela permet à sa pudeur d'émerger. Au niveau psychique, cela renforce la différenciation des esprits : l'enfant a la confirmation que son parent (et par extension un adulte ou un autre que lui) n'a pas directement accès à ce qu'il pense, alors qu'avant il était tenté de croire à la fable du « mon petit doigt m'a dit », c'est-à-dire au pouvoir divinatoire de l'adulte.

Le phantasme du retour au sein

Ce phantasme s'élabore à partir de l'expérience du fœtus (puis du nourrisson lorsque celui-ci reçoit des soins attentifs), qui vit dans la satisfaction permanente de ses besoins. L'enfant au sein est satisfait dans ses besoins existentiels, il a ce qu'il veut, n'a pas d'effort à faire et personne ne lui demande rien. Tout-puissant, il n'est en contact ni avec le manque ni avec la frustration. Bien sûr, tenter de retrouver cet état n'est qu'illusion, mais le phantasme du retour au sein soutient la tendance naturelle des individus à se créer des paradis multiples et variés. Dans l'essai *Les Paradis artificiels*, Charles Baudelaire livre son expérience de l'usage de la drogue pour rejoindre un état idéal auquel il pense que tous les hommes aspirent.

Nombre de nos comportements trahissent ce vœu de toute-puissance et ce souhait intime de disposer du pouvoir sans limite. Nous connaissons par exemple ce sentiment lorsque nous roulons à vive allure, les cheveux au vent, enivrés par la musique de l'autoradio : rien ne nous arrête et le monde nous appartient. Brigitte Bardot chantait d'ailleurs : « J'appuie sur le starter et voici que je quitte la terre[1]. »

Ce phantasme présente des aspects dangereux, dans le sens où il s'active au mépris du principe de réalité[2] (ici les dangers de la route, avec un risque de vitesse excessive par exemple). Si nos repères ne nous permettent pas de prendre en compte le monde réel et ainsi les conséquences de nos actes, ce phantasme peut nous faire perdre pied et nous entraîner dans une situation catastrophique (l'accident).

Et Œdipe dans tout cela ?

Est-ce qu'Œdipe est un phantasme ? Non, pas exactement, mais les phantasmes infantiles participent à ce qui est communément appelé le « complexe d'Œdipe ». Sigmund Freud s'est servi de la tragédie de Sophocle, *Œdipe roi*, pour illustrer le développement affectif de l'enfant.

---

1. « Harley Davidson » de Serge Gainsbourg.
2. Fait de devoir prendre en compte les éléments et les obstacles de la réalité. Une vie aboutie est un équilibre entre le principe de réalité et le principe de plaisir.

Abandonné à la naissance, Œdipe tue fortuitement son père qu'il ne connaît pas et épouse sa mère sans le savoir. Entre 3 et 7 ans environ, l'enfant établit des relations particulières avec sa mère et son père qui mêlent tendresse, attirance et répulsion. Elles sont alimentées par des phantasmes sexuels ou de mariage, propres à l'enfant. Ainsi, dans une famille où le père est en déplacement, l'enfant (fille ou garçon) peut demander à sa mère s'il peut occuper la chaise que le père utilise d'ordinaire à table (parce que ce serait bête de la laisser vide), ou dormir auprès de sa mère (parce qu'il ressent une anxiété passagère ou pour se tenir chaud).

Freud met en lumière le passage essentiel d'une relation à deux (bébé-mère) à une situation à trois (enfant-mère-père) appelée « triangulation ». En assimilant l'interdit de l'inceste, l'enfant sait qu'il ne peut pas avoir de relations intimes avec ses parents. Il sort de l'illusion d'une fusion bébé-parent.

Freud pose que le renoncement aux actes interdits a un effet structurant qui inscrit le petit humain dans l'univers symbolique. L'univers symbolique correspond à l'entrée dans la parole et dans le monde de la loi. Quand l'enfant commence à parler, puis plus tard à lire et à écrire, il accède à tout un monde qui n'est pas limité à ses parents. Par ailleurs, l'enfant comprend que la loi est valable pour tout le monde, et non juste pour lui. Françoise Dolto soutient que l'interdit de l'inceste donne à l'enfant sa place dans la communauté humaine.

Vigilance au sein de la famille

Il est bien difficile de se dégager des phantasmes induits par le groupe. C'est d'autant plus vrai lorsqu'il s'agit de la famille.

Des phantasmes sont instillés de manière répétée à travers les relations affectives que nous entretenons avec nos proches. Leur vision du monde devient la nôtre, parce que nous sommes pris dans une loyauté imaginaire[1] : « Le rapport au monde de chacun est toujours déterminé par le rapport au référentiel familial[2]. »

> Longtemps, Clarisse s'est sentie au sein de sa famille comme la clef de voûte d'un édifice prêt à s'écrouler. Sa place de petite dernière parmi ses demi-frères l'a mise en position d'incarner le phantasme du groupe familial : faire perdurer le mythe d'une communauté « idyllique » formée par son père où il n'y a de vrai que le rude travail de la terre. Le patriarche enjoint à chacun de « surveiller son ego » et de « transcender ses difficultés ».

---

1. Voir le cas d'Antigone précédemment.
2. DEFORES M.-C. et PIEDIMONTE Y., *La Constitution de l'être*.

Aujourd'hui, Clarisse entend dans ces paroles l'interdiction de toute critique de la communauté « paradisiaque » et le déni profond des désirs de chacun. Elle réalise que « l'abîme, c'est d'abriter en soi la dictature ». Cette dictature interne fait peser sur elle un sentiment de culpabilité, qui paralyse sa pensée vive et l'empêche de remettre en cause ce « soi-disant paradis ».

Par ailleurs, son travail est particulièrement difficile et peu gratifiant, ce qui ne cesse de la faire réfléchir sur la place assignée aux femmes dans ce groupe. Il lui est encore difficile d'imaginer quitter la ferme familiale tant le discours ambiant est qu'il n'y a rien de valable ailleurs (et puis il faut maintenir la ferme en vie !). Une fois de plus, point de salut en dehors de la communauté…

L'horizon se ferme devant Clarisse et la mélancolie la guette : aurait-elle raté sa vie ? Sa seule échappatoire est de se créer un ailleurs dans ses lectures et ses rêveries. Elle vit dans une fantasmagorie, alimentant un espace fictif pour ne pas voir la réalité. Peu à peu, elle réalise que « ce type de rêve est un coton délétère ».

Pour nous sortir de l'empreinte familiale, nous devons tout d'abord voir et reconnaître le système qui nie notre âme pour ce qu'il est. Nous devons identifier les valeurs impropres à la structuration humaine. Alors seulement, nous pourrons prendre de la distance avec les circuits de pensée imposés et regagner notre autonomie, afin de nous inventer un nouveau rapport au monde.

Sébastien reconnaît qu'il « trimballe les casseroles » de ses parents. Il fait le lien entre la façon qu'ils ont eue de l'élever « à la dure » avec beaucoup d'exigences sous prétexte qu'il réussisse, et leurs enfances à eux, qui n'ont pas été heureuses.

L'enfant « ingère » les phantasmes parentaux sans pouvoir les penser du fait qu'il s'identifie à ses parents. Il est encombré par des idées parasites qui ne lui appartiennent pas et par rapport auxquelles il lui est impossible de se positionner compte tenu de sa maturité psychique.

Les retentissements sur sa vie sont particulièrement importants lorsque ces phantasmes touchent la sphère sexuelle des parents : problèmes psychologiques, difficultés d'apprentissage, troubles du comportement…

Vladimir est marié depuis plusieurs années et a deux enfants de son épouse. Il rencontre un jour une autre femme dont il tombe amoureux. Ne voulant se résoudre à choisir entre sa femme et son amante, il mène une double vie.

Avec des amis de longue date, il emmène régulièrement ses enfants en sortie. Il se fait accompagner soit de sa maîtresse, soit de son épouse (qui est la seule à ne pas être au courant de l'adultère de son mari). Les enfants et les amis de Vladimir portent donc avec lui son secret.

La conduite de Vladimir a des conséquences sur la vie psychique de ses enfants. Ils sont obligés d'héberger en eux le phantasme de leur père (penser qu'il peut avoir une double vie sans conséquences). Les enfants « scindent » leur esprit quand ils sont au domicile parental, en présence de leur mère. Ils éprouvent des difficultés dans les apprentissages scolaires, comme s'ils ne disposaient pas d'assez d'énergie pour s'y intéresser pleinement. Quant aux amis de Vladimir, certains ne voient que l'aspect convivial des sorties et occultent la gravité de la situation. En fait, ils protègent le secret de Vladimir, car son phantasme répond au leur. D'autres, au contraire, refusent de participer à la mascarade (et donc aux activités communes) tant que leur ami n'a pas éclairci sa situation personnelle.

Nous voyons ici comment le comportement d'un homme, la vision qu'il a sur sa vie affective et ses impasses entraînent ses proches dans des ornières, à leur insu.

Les phantasmes non sexuels des parents peuvent également être la source de difficultés pour l'enfant.

> Christelle, 7 ans, est amenée par ses parents chez un psychologue parce qu'elle se désintéresse de sa scolarité. Ses jeux libres s'organisent autour d'un thème de prédilection : les gangsters. Après plusieurs séances, le psychologue entrevoit l'émergence d'un secret de famille.
>
> La mère confirme au thérapeute l'existence d'un secret, qu'elle n'a jamais révélé à sa fille de peur que cette dernière ne le divulgue. La mère phantasme (à tort) que l'enfant dénonce un membre de la famille et l'envoie en prison. Christelle est ainsi bloquée dans son évolution par la « bouche cousue » de sa mère. Ce secret l'empêche de faire quelque chose de la vérité, dont elle perçoit l'aspect négatif via le non-dit.

Pour grandir et devenir adulte, chaque enfant a besoin de comprendre l'histoire de sa famille, quelle qu'elle soit (même si elle concerne un délit commis par un membre de la famille, comme dans l'exemple de Christelle).

Les phantasmes des parents peuvent également orienter le choix d'études et la carrière de leurs enfants. Ils viennent alors se substituer aux repères que les parents devraient donner à leur progéniture sur le monde du travail. Heureusement, il est possible de s'en apercevoir à temps avant de s'engager dans une voie qui n'est pas la sienne : un adolescent peut par exemple sentir qu'il n'a pas d'intérêt réel pour la voie dans laquelle ses parents l'ont poussé.

Béatrice se souvient combien, adolescente, elle était profondément agacée par le manque d'intérêt de ses parents à son encontre et par la vision réductrice qu'ils avaient de son avenir professionnel.

Ils la voulaient fonctionnaire, parce que c'était pour eux le summum de la sécurité en matière d'emploi. Elle ne pouvait choisir cette voie sans s'engluer davantage dans les phantasmes de ses parents. Pour s'en défaire, Béatrice s'est orientée vers un tout autre secteur d'activité : elle a choisi de concrétiser sa passion de l'art floral en passant un brevet de maîtrise pour devenir fleuriste. Elle a pris également son indépendance le plus tôt possible, en louant un studio, afin que ses parents n'interfèrent pas dans sa décision.

Qui aime bien châtie bien...

Nous connaissons tous cette expression. Elle abrite le phantasme selon lequel l'amour et la haine seraient liés par le biais du châtiment. Cette « pédagogie noire », fondée sur les punitions, les châtiments corporels et les manipulations psychologiques, cherche à soumettre l'enfant. Ce type de « dressage » porte atteinte à la sécurité de base[1] de l'enfant et bloque l'expression de ses potentialités[2].

---

1. La sécurité de base est cette confiance dans l'existence qui permet à l'enfant d'accepter certains petits déséquilibres pour se risquer à grandir.
2. C'est ce que montre le film *Le Ruban blanc* de Michael Haneke, sorti en 2009. À la veille de la Seconde Guerre mondiale, les enfants d'un village allemand subissent un étrange rituel punitif orchestré par les adultes.

Or un enfant molesté reçoit deux discours contradictoires :

- d'un côté, les principes moraux que l'éducation cherche à inculquer (« ne fais pas à autrui ce que tu ne veux pas qu'on te fasse ») ;

- de l'autre, la gestuelle violente (qui se traduit par « le plus fort a toujours raison, puisqu'il a le dessus sur le plus faible »).

La coexistence des deux messages fait que l'enfant ne peut plus accorder sa confiance aux adultes et déstructure sa vie psychique.

Quand la fessée ou la gifle « tombe », c'est le corps du parent qui agit directement sur le corps de l'enfant. L'adulte ne pense pas, il laisse son corps percuter celui de son enfant. Ce passage à l'acte empêche l'enfant d'apprendre à résoudre un conflit et signe l'échec de la parole humaine. Pour grandir, l'enfant a pourtant besoin de paroles, qui témoignent autant de l'attention chaleureuse de ses parents que de la fermeté bienveillante qui guide et garantit sa construction : « Je t'aime, et c'est pour cela que je ne te laisserai pas faire n'importe quoi. »

Les châtiments corporels court-circuitent la possibilité pour l'enfant de penser une situation. La répétition systématique de ces pratiques provoque chez lui des interrogations profondes. Il peut être amené à renouveler les événements déclencheurs pour essayer de comprendre pourquoi l'adulte est à ce point dépassé. Sans oublier que la punition crée une certaine forme d'excitation corporelle, malvenue et étrangère au développement de l'enfant.

Le souci est que l'enfant risque d'intégrer la violence dans son mode de relation comme étant « normale » parce qu'habituelle. Il la reproduira alors à son tour quand il établira d'autres relations[1], s'appuyant sur des phantasmes de revanche.

Face à la sexualité parentale

Une attention particulière doit être portée au fait de ne pas exposer les enfants à la sexualité parentale. Il ne s'agit pas seulement d'éviter pour les parents de se faire surprendre durant l'acte sexuel, mais aussi de faire en sorte que l'intimité des uns et des autres soit respectée. L'enfant doit pouvoir disposer d'un espace propre d'intimité : tout petit, il est donc préférable de ne pas lui proposer de faire ses besoins sur son pot placé au milieu du salon au vu de tous, plus grand, mieux vaut frapper avant d'entrer dans sa chambre ou lui demander si cela le dérange qu'on entre dans la salle de bains quand il y est, etc. La pudeur existe et se crée, elle se nourrit, se respecte.

Ne pas le faire risque fortement de troubler l'enfant et de l'encombrer inutilement en créant en lui des phantasmes inconscients perturbateurs[2]. Les enfants doivent pouvoir imaginer la sexualité longtemps avant d'être en contact direct avec elle, afin de pouvoir la vivre un jour à leur compte et en toute liberté[3].

---

1. MILLER A., *C'est pour ton bien*.
2. Voir plus haut « Les phantasmes parentaux imposés aux enfants ».
3. ATHANASSIOU C. et JOUVET A., *L'Enfant et la Crèche*.

Le phantasme d'abandon

Parmi les phantasmes les plus répandus se trouve le phantasme d'abandon (la peur d'être abandonné). Il se constitue à travers deux composantes.

La première est structurelle et commune à tous les êtres humains. Il s'agit de la manière dont nous avons élaboré une aptitude psychique fondamentale : la « capacité d'être seul ». D. W. Winnicott avance que, dès les premiers moments de la vie, le nourrisson est confronté au fait de traverser en sécurité d'immanquables moments de solitude.

Paradoxalement, cette capacité se fonde sur l'expérience d'être seul en présence de quelqu'un, généralement la mère. Lorsque celle-ci répond de façon immédiate et parfaite à un besoin spontané de son enfant, elle lui fournit un cadre de sécurité dans lequel il se développe sans être agressé par le monde extérieur parce qu'il ne sent aucun danger. Le petit humain peut découvrir sa vie personnelle et ses gestes spontanés. Il construit un sentiment continu d'existence grâce au support maternel. Puis vient le temps où l'enfant intériorise cette expérience. La sécurité de base constituée rend l'enfant capable d'être vraiment seul pour une durée limitée (qui s'étendra avec l'âge). Il a suffisamment confiance en lui et en son environnement pour rester face à lui-même.

L'édification de cette aptitude se trouve perturbée lorsque la mère n'est pas disponible psychiquement pour l'enfant (parce qu'elle vit un deuil difficile par exemple), lorsqu'il y a eu des séparations précoces et non préparées, ou lorsque l'enfant n'accepte pas l'arrivée d'un cadet. Ainsi, la personne qui a été confrontée bébé à une absence (au sens psychique, par exemple si on l'a laissé pleurer de longues heures de manière répétitive) peut développer un phantasme d'abandon.

Selon la singularité de chacun, nombre de situations peuvent faire surgir le phantasme d'abandon. Ce peut être à l'occasion d'un dépit amoureux, d'un départ en retraite, du moment où les enfants quittent le giron familial pour vivre ailleurs, soit finalement de toutes les ruptures dans le rythme de la vie.

La deuxième composante de ce phantasme ne concerne que les personnes qui ont été réellement abandonnées par leurs géniteurs. Dans leur lecture de la réalité présente, elles projettent cette douleur passée dont le souvenir persiste inconsciemment. Le phantasme d'abandon peut alors avoir des répercussions importantes sur leur quotidien : elles s'engagent dans des conduites d'échec (scolaire ou professionnel), se mettent dans un état de grande dépendance vis-à-vis d'autrui ou, à l'inverse, n'établissent pas de vraies relations de peur de revivre l'abandon[1].

---

1. TOMASELLA S., *Le Sentiment d'abandon*.

Le deuil difficile et
le phantasme d'incorporation

Le décès d'un être cher est un événement difficile à vivre. Faire le deuil d'une personne, c'est entrer dans une période d'intégration de sa perte définitive. Cela commence par la reconnaissance de nos sentiments envers le défunt : il est important d'exprimer ce que nous ressentions pour lui de son vivant et de rendre visibles ces sentiments pour son entourage. Ainsi, nous revisitons et intériorisons cette relation, afin d'accepter ce qu'il ne sera plus possible de vivre avec la personne décédée.

Vient ensuite un nécessaire remaniement des liens avec ceux qui restent, qui se repositionnent les uns par rapport aux autres. Tout cela prend du temps, et pour l'esprit, c'est un travail, un processus dynamique.

Certaines circonstances (le partage d'un secret honteux, un différend non réglé, une question difficile qui n'a pas été abordée…) peuvent nous empêcher d'accomplir le travail de deuil et bloquer le processus : nous ne parvenons pas à intégrer que la perte est définitive. Ce déni de la perte entraîne le phantasme de garder en nous la personne vivante comme la seule façon de ne pas l'oublier. C'est ce qu'on appelle un « phantasme d'incorporation ».

La personne disparue et le vécu émotionnel que nous avons eu avec elle de son vivant se trouvent comme « enfermés » durablement dans notre vie psychique. « Gobés » sans transformation, ils deviennent des corps étrangers qui font intrusion en nous. Nous sommes alors comme « amputés » d'une part importante de notre énergie intérieure[1].

Claude Nachin, psychanalyste français, souligne que les phantasmes d'incorporation se repèrent par le fait de ne pas pouvoir se représenter certaines choses (un homme est incapable de se représenter le cadavre de sa femme dans le cercueil), par des représentations bizarres (une femme trouve un air cancéreux aux légumes), ou par des comportements étranges (un jeune homme vole des sous-vêtements féminins pour sa sœur défunte « incorporée » en lui). Le phantasme d'incorporation fait vivre le mort à l'insu de l'endeuillé.

La créativité peut accompagner et soutenir le processus du deuil, comme le montre Mathias Malzieu[2], qui rend compte de sa propre expérience à travers celle du héros de son roman :

> Dans *Maintenant qu'il fait tout le temps nuit sur toi*, un homme vient de perdre sa mère et s'invente un protecteur sous la forme d'un géant. Ce géant est docteur en « ombrologie » et soigne « les trous au cœur ». Avec l'aide de ce docteur, l'homme traverse les étapes du

---

1. NACHIN C., *Le Deuil d'amour*.
2. MALZIEU M., *Maintenant qu'il fait tout le temps nuit sur toi*, Flammarion, 2005.

deuil : le vide intérieur, l'incrédulité, la révolte, la fascination pour l'au-delà... jusqu'à « guérir », c'est-à-dire se sentir de nouveau vivant en dedans, malgré la réalité de l'absence.

Le désir d'écrire a probablement permis chez M. Malzieu la mise en mots de ce qui se passait en lui. Partager son vécu avec autrui (ici le grand public) lui a permis de rendre sa souffrance supportable : il en a fait quelque chose en la mettant en mots dans son roman.

Bienheureuse fantaisie !

Petite précision étymologique

À ce point de notre propos, il est nécessaire de nous pencher sur un problème linguistique. Ce problème s'est posé – et se pose encore – aux psychanalystes succédant à Freud qui ont entrepris la traduction de son œuvre. À la suite d'une malencontreuse traduction, née en partie du travail de Marie Bonaparte[1], le terme allemand *phantasie* est devenu en langue française « phantasme ». Malheureusement, le mot « phantasme » ne correspond pas exactement au terme freudien, car il en réduit le champ d'application. Ce choix n'est pas sans incidence dans la compréhension et l'utilisation du concept. Les psychanalystes d'expression française n'emploient pas le terme « phantasme » de manière univoque, ce qui crée une certaine confusion dans les travaux. Que d'encre coulée, que de débats autour de ce concept qui continue à diviser les spécialistes ! Ces divergences font partie de l'histoire de la psychanalyse, discipline vivante en constant développement.

---

1. Psychanalyste française, fondatrice de la Société psychanalytique de Paris et arrière-petite-nièce de Napoléon Bonaparte.

Il aurait été plus opportun de distinguer deux termes : le « phantasme » et la « fantaisie ».

Jusqu'ici, nous avons exploré le mot « phantasme », qui remonte au latin du XIIᵉ siècle et signifie « fantôme, spectre ». Tel l'esprit d'un mort, le phantasme, ne pouvant quitter le monde des vivants, constitue pour eux une menace. Tel le fantôme qui erre dans les sous-sols du château, le phantasme agit dans les souterrains de l'âme. Cette idée du spectre insiste sur la charge inconsciente du phantasme, impossible à saisir par la conscience.

Or la phantasie prend sa source dans le jeu de l'enfant (l'aire transitionnelle) et a pour extension toute activité créatrice. Nous allons désormais explorer cette facette de la phantasie, que nous nommerons « fantaisie », mot qui évoque l'imagination et le pouvoir d'invention de l'artiste.

La terre est bleue comme une orange[1]

Un bout de bois ramassé sur le bord d'un chemin devient dans les mains d'un jeune enfant un pistolet, une épée, une baguette de sorcière, avec lequel il fera semblant de transformer, de blesser, de tuer… Son imagination lui permet de ne pas être coincé dans le seul monde de la réalité. Cependant, il sait objectivement qu'il tient dans les mains un morceau d'arbre, il n'est pas dupe de son imagination.

---

1. Titre d'un poème de Paul Éluard issu du recueil *L'Amour, la poésie* (1929), inspiré par une parole de sa fille âgée de 10 ans.

Les enfants ont besoin de ces jeux « pour de faux » pour apprivoiser les mystères de la vie et de la mort. Ces jeux les rendent forts et leur permettent de sortir de l'impuissance. L'enfant dépasse la perception d'une réalité pénible pour continuer son développement psychique. Dolto recommande ainsi aux parents de ne pas se mêler du monde imaginaire des enfants : de ne pas les observer comme des bêtes curieuses, de ne pas rire de leurs jeux ou de ne pas leur poser de questions inquisitrices. C'est dans un espace protégé que la fantaisie enfantine doit évoluer.

> Lou-Anne est gardée par sa tante aujourd'hui : elle demande une feuille pour dessiner et y représente un arbre aux fruits violets. L'enfant montre alors fièrement sa production à sa tante qui lui assène : « Mais enfin, tu t'es trompée, Lou-Anne ! Les pommes doivent être rouges, voyons ! Recommence ton dessin ! »
>
> Ici l'adulte n'accueille pas l'enfant, mais est comme aveuglé par sa volonté éducative de normaliser (en saisissant toute occasion propice à le faire). Si ce genre de choses se reproduit, l'enfant risque à terme d'assécher son élan créatif puisque il n'en tire que des déceptions au niveau relationnel.

La fantaisie donne naissance chez l'adulte à des œuvres dans lesquelles l'imagination a libre cours, sans souci des règles formelles.

Il existe d'ailleurs un genre littéraire qui se nomme *fantasy*. Il met en scène des univers surnaturels faits de magie, d'êtres merveilleux et de mythes. Le récit se situe dans un passé et un lieu imaginaires. Le succès d'*Alice au pays des merveilles* de Lewis Carroll à la fin du XIXe siècle ou celui d'*Avatar* de James Cameron en 2009, sans oublier les sagas d'*Harry Potter*[1] ou les films d'animation de Hayao Miyazaki (comme *Nausicaä de la vallée du vent*[2]), montrent combien ces fictions répondent à notre appétence pour des histoires se déroulant dans des mondes fantastiques.

Un proche parent du rêve

Se laisser aller à la rêverie ou « fantasier » (vieux mot tombé en désuétude) consiste à s'inventer une compagnie psychique. Cette compagnie ne nous quitte pas, elle est présente en toutes circonstances. C'est un peu se créer un « ailleurs » à l'intérieur de soi-même.

> Sonia rêve d'évasion et de paysages lointains. Visiter l'Australie est son vœu le plus cher. Quand elle y pense, elle voyage déjà dans sa tête : elle voit les kangourous, les koalas et les opossums, elle imagine Sydney avec son pont et son opéra, admire la barrière de corail, sent l'énergie spirituelle de la montagne rouge Ayers Rock, découvre les rites et les peintures de la culture aborigène... Son imagination la porte et la transporte à l'autre bout de la Terre.

La fantaisie est cependant bien plus qu'une simple évasion de l'esprit. Fantasier n'est pas rêvasser (au sens de « bayer aux corneilles »), car la fantaisie est fondamentalement créatrice, dynamique. Elle montre beaucoup de similitudes avec le rêve. Comme lui, elle est un langage poétique aux multi-

---

1. De Joanne Kathleen Rowling.
2. Réalisé en 1984.

ples significations (plusieurs lectures peuvent se faire d'un rêve pour en dégager sa valeur symbolique). Comme lui, elle est influencée par les éléments de notre vie quotidienne, mais aussi par des éléments du passé qui s'invitent. Comme lui, elle constitue une voie royale de l'inconscient, ne souffre pas de la censure, contient nos désirs profonds, nos conflits intérieurs, nos intuitions quant à une direction à prendre dans notre futur.

Il ne faut pas confondre les phantasmes conscients et les fantaisies. Les phantasmes conscients manifestent les besoins non reconnus de la personne, alors que les fantaisies sont l'expression de son désir[1]. Au contraire de Justine, qui s'imagine enfermée dans sa bulle et observée par des extra-terrestres[2], Sonia n'est pas limitée dans sa fantaisie. Autant le phantasme bride par son aspect figé, immuable, autant la fantaisie « débride » par sa composante dynamique.

Fantaisie et création

La fantaisie ou rêverie dynamique a une fonction conservatrice de l'équilibre psychique à un moment donné. Elle protège l'individu, car elle défend en lui une zone psychique dans laquelle la vie humaine peut continuer à avoir du sens. C'est une sorte d'aire de jeux à l'intérieur de l'être, un peu comme un sanctuaire à caractère sain, divin, qui pendant une guerre serait soustrait aux hostilités.

---

1. Voir TOMASELLA S. et PHO G., *Vivre en relation*.
2. Voir « Les phantasmes conscients » dans le chapitre « Que dit la psychanalyse ? », Partie 1.

La fantaisie nous relie à notre essence divine et nous permet de nous ressourcer. Barbara Hubert, psychanalyste peintre[1], avance que « créer, c'est prendre ou reprendre contact avec l'espace intact de soi-même ».

Ainsi, il y a un lien puissant entre la fantaisie et la création. Ce trait d'union se nomme « imagination », au sens large[2]. L'imagination est le terreau fertile du vivant en nous. Les artistes témoignent que le processus créatif est plus important que le résultat qu'ils donnent à voir au public (certains décident même de ne pas exposer leur œuvre) : c'est le chemin qui compte.

La fantaisie met en œuvre l'être profond de l'individu au sens où elle le relie à ce qu'il a de plus précieux : sa singularité humaine, le fait qu'il ne ressemble à aucun autre. Devant une page blanche, nous n'exprimons pas nos émotions de la même façon que notre voisin. Face à nous-mêmes, nous puisons dans des ressources qui nous sont propres. L'imagination est l'élan fécond qui permet de se raconter et de faire de sa vie un récit.

Pourquoi alors trouvons-nous belle la production artistique d'un autre, si nous ne sommes pas lui ? Probablement parce qu'à travers un support matériel, l'intention de l'artiste touche notre sensibilité, notre cœur, créant ainsi un lien

---

1. HUBERT B., *L'impossible histoire*, Colloque « Psychose, remise en cause » à Tourrettes-sur-Loup (06), 2009.
2. TOMASELLA S. et PHO G., *Vivre en relation*.

entre lui et nous. L'artiste éveille ou réveille en nous une émotion que nous ne connaissions pas ou que nous avions oubliée, et touche notre humanité.

Remarquons au passage que les phantasmes sont une source d'inspiration artistique. L'un des peintres du XXe siècle les plus emblématiques de cette démarche est sans doute le Catalan Salvador Dali. Il a articulé une partie de son œuvre autour de ses plongées dans l'inconscient. Les corps humains qui s'ouvrent par des tiroirs se retrouvent à maintes reprises dans les peintures et les objets du peintre[1]. Lecteur de Freud, Dali exprimait ainsi le mystère des secrets cachés dans l'inconscient. Cette particularité est également liée à un souvenir d'enfance, dans lequel il explorait tous les placards de la maison familiale. Ce peintre surréaliste utilisait la fantaisie de ses rêves pour donner vie à ses toiles. Il inventa ainsi un bestiaire, dans lequel les éléphants, animaux représentant habituellement la force, étaient placés en situation de fragilité extrême, car juchés sur des pattes filiformes et démesurées. Il construisit une partie de sa démarche artistique autour d'univers érotiques extravagants. Elle culmina dans un tableau au titre sans équivoque : *La Jeune Vierge autosodomisée par les cornes de sa propre chasteté*. On y voit un corps féminin représenté de manière modulaire, comme décomposé par le phantasme de la pratique anale.

---

1. *Vénus aux tiroirs*, *Girafe en feu*, *La Ville de tiroirs*, etc.

Partie 3

En pratique !

Résister au chant des sirènes : le cas du phantasme sexuel

> *Aimer cela veut dire rester avec. Cela veut dire émerger d'un monde de phantasmes pour entrer dans un univers où l'amour durable est possible, face contre face, os contre os.*
>
> C. Pinkola Estès, *Femmes qui courent avec les loups*

Il existe des phantasmes qui se construisent à partir du corps et qui s'adressent directement à la chair. Ceux-là vous « prennent la tête », vous « tordent les tripes » ou vous chauffent immédiatement le bas-ventre. Par exemple, quand vous regardez une séquence d'un film qui évoque ou *a fortiori* montre un acte sexuel, vous ressentez une excitation dans la zone génitale. Vous n'y pouvez rien, votre corps réagit immédiatement au phantasme sexuel que le réalisateur a cherché à attiser (tant et si bien que des couples utilisent ce mécanisme comme un procédé pour réveiller artificiellement leur désir charnel). Que vous le souhaitiez ou non, ces quelques images ont exacerbé votre excitabilité, d'une part en saturant votre sensibilité corporelle et d'autre part en supplantant les autres dimensions de votre être (âme et esprit).

Adeline a vécu de nombreuses histoires sentimentales tumultueuses dans lesquelles la domination tenait une place importante. Avec peine, elle a réussi à s'en extirper. Aujourd'hui, en couple avec son mari, elle se sent plus épanouie.

Une ombre persiste pourtant, car il lui est impossible de faire réellement l'amour. Le plaisir qu'elle peut ressentir dans l'acte sexuel survient seulement si elle se coupe de la relation présente avec son compagnon en fermant les yeux. Pour atteindre ce plaisir, Adeline cherche malgré elle à replonger en imagination dans les jeux de rôle dominant/dominé auxquels elle a participé longtemps auparavant. Il lui arrive de visionner en cachette des vidéos pornographiques.

Quelque chose dans son corps n'est pas « sevré » des rapports asservissants. Pour l'instant, une force mystérieuse la ramène encore immanquablement aux pratiques sexuelles qui l'avaient mise sous l'emprise d'autres hommes.

L'air du temps nous porte à croire à l'idéologie de la libération sexuelle. Or même les libérations (plus ou moins effectives) peuvent être normées[1]. Ainsi, la nouvelle norme est d'avoir des phantasmes (ils sont prétendument nécessaires à l'épanouissement sexuel) et d'en parler : il s'agit donc d'un phantasme sur les phantasmes. Le fait de réaliser ses phantasmes sexuels est également présenté comme une obligation si l'on ne veut pas passer pour une personne « coincée ». Chacun est tenté alors d'emprunter des scénarios convenus et stéréotypés sur la manière de « prendre son pied », c'est-à-dire d'accéder à la jouissance.

---

1. CADALEN S., *Inventer son couple.*

> Jocelyne se figure avoir un phantasme sexuel : l'échangisme. Elle se demande si elle doit l'accomplir[1]. Finalement, elle hésite, car elle se dit que passer à l'acte équivaudrait à perdre son phantasme, produit imaginaire, lors de la confrontation brutale avec le réel.

Cette question de « perdre un phantasme » n'a pas de sens pour la vie psychique[2]. Elle indique pourtant à quel point la personne a tendance à s'accrocher à ses phantasmes comme à des biens qui lui appartiennent, ce qui explique qu'il soit si difficile de s'en défaire.

Se projeter dans une scène de sexe anonyme revient à se laisser séduire par cette idée, uniquement mentale, selon laquelle l'homme se définit par ses pulsions et cherche la jouissance absolue, immédiate, sans entrave. L'acte sexuel ne vaut alors que par lui-même et pour lui-même.

Or cette conception court-circuite le désir pour l'autre propre à l'être humain, l'élan qui soutient le mouvement vers autrui pour créer une relation de rencontre, de découverte et de connaissance[3].

---

1. TOMASELLA S., *Le Surmoi* (voir « Le surmoi, maître de la jouissance », chapitre 1).
2. TOMASELLA S., *Oser s'aimer*. Voir également *Vivre en relation*.
3. TOMASELLA S. et TRYSTRAM K., *Comprendre la psychanalyse*, sur le site www.sujet.info, à la rubrique « Lexique ». Voir aussi *Le Surmoi*.

Quand nous entendons le chant des sirènes, nous entrons dans la confusion entre désir et besoin de jouissance. Le besoin de jouissance établit un rapport de type utilitaire à autrui et nous enferme dans la boucle de la recherche d'une satisfaction maximale. C'est oublier que le contact peut s'établir à un autre niveau, éminemment plus subtil.

Ainsi, celui qui s'interroge sur le fait de réaliser ou non son phantasme sexuel peut se demander avant tout si la direction envisagée le reliera à qui il est fondamentalement, ou si au contraire il s'en éloignera, happé par le chant des sirènes qui dévie les navires de leur route pour les précipiter au naufrage sur les récifs.

> Josiane se torture à cause d'un phantasme qui lui a traversé l'esprit. Elle est attirée par un homme qu'elle a rencontré dans une soirée. Les jours qui suivent, des images où elle se voit tromper son mari avec cet homme lui viennent à l'esprit. Elle s'en veut terriblement, mais inutilement, car d'avoir phantasmé ne la rend pas coupable.
>
> Au contraire, elle s'est contentée de se laisser ponctuellement phantasmer sans vivre l'acte sexuel d'une relation extraconjugale. En réalité, elle n'a rien engagé dans un sens compromettant et s'en est tenue à une relation distante et amicale. Par ce choix, elle est restée fidèle à l'engagement qu'elle a pris auprès de son mari.

Marie-Claude Defores et Yvan Piedimonte[1] expliquent que dans chaque personne « il y a ainsi un étalonnage pour différencier, en quantité, qualités énergétiques et senso-

---

1. Psychanalystes français.

rielles, les relations se fondant dans le symbolique de celles qui se soudent dans la fusion, le phantasme et le corps-à-corps[1] » :

* dans les relations qui se fondent sur le symbolisme, il y a de la parole et la prise en compte fondamentale de l'humanité chez l'autre ; pour établir une communication vraie avec autrui, il faut une distance entre soi et l'autre ;

* dans les relations fusionnelles, il n'y a ni cœur, ni esprit, ni parole, mais juste un circuit direct d'énergie sexuelle. Là, la distance est annulée, les deux protagonistes sont collés l'un à l'autre et la communication est impossible.

En y réfléchissant, le phantasme sexuel sonne creux. Rien dans sa réalisation ne permet d'élever son être profond. Elle entraîne tout au plus un étourdissement, une agitation dans l'acte, tel un fétu de paille qui s'embrase, ou, au pire, la révélation d'une soumission à la perversion ou d'une intention délibérée d'asservir l'autre.

Bref, nous ne croyons pas qu'il y ait à chérir la possession d'un phantasme sexuel quel qu'il soit. Bien au contraire, dans la réalité, la rencontre sexuelle amoureuse ne peut se vivre que dans l'échange créatif de l'instant, entre deux êtres qui se découvrent et partent à la rencontre l'un de l'autre.

---

1. DEFORES M.-C. et PIEDIMONTE Y., *La Constitution de l'être.*

Débusquer et analyser
ses phantasmes

Il arrive que, des années durant, nous croyions vivre dans le « meilleur des mondes ». Dans le roman de science-fiction éponyme paru en 1931, Aldous Huxley décrit un monde futuriste qui se veut parfait, où tout serait pensé au préalable, programmé, jusqu'à la « fabrication » des enfants. Derrière la dorure se cachent de sombres aspects, car cette utopie assujettit les individus et les prive de leur liberté fondamentale.

Faire tomber la façade

Parfois, nous pensons voir la vie telle qu'elle est, mais de fausses conceptions modèlent *notre* réalité. Le vrai visage de celle-ci se révèle lors d'un événement imprévu, lors d'un travail sur soi, et réveille brutalement notre conscience endormie. Dure risque d'être la chute…

Éva et Arthur sont en couple depuis plusieurs années. Ils ont pour projet d'avoir un enfant et sont reçus régulièrement dans leurs familles respectives.

Malheureusement, Éva décède dans un terrible accident de voiture et Arthur se retrouve seul. La douleur de la perte est accentuée par le manque de soutien de sa famille : ses parents et son frère ne sont pas présents, alors qu'il a tant besoin d'eux. Quelque chose se brise dans son cœur.

L'attitude de sa belle-famille, qui nie le lien amoureux l'unissant à Éva, l'achève : ses beaux-parents arguent que leur fille était un être solitaire et que, de ce fait, Arthur ne sera pas sollicité pour préparer les funérailles. Second déchirement… Le jeune homme se sent trahi. Tout ce sur quoi il croyait pouvoir compter s'écroule comme le décor carton-pâte d'un film de série B.

Comprendre son phantasme

Les phantasmes organisent un aspect de notre existence ou nous dictent nos comportements. Vous l'aurez compris, les plus opérants des phantasmes sont ceux qui se cachent et se noient dans le consensus général. Pourtant, certains signaux peuvent alerter notre conscience et nous signaler ainsi leur présence.

Choisissez par exemple une conviction, une certitude que vous avez, une idée que vous affirmez *mordicus*[1], avec opiniâtreté et qui guide certains de vos choix. Nous vous proposons de l'observer sous toutes les coutures pour savoir s'il s'agit ou non d'un phantasme.

Son origine

* D'où vient cette idée ? Où l'avez-vous entendue pour la première fois ?

---

1. En latin, « sans en démordre ».

- Qui la répète comme un leitmotiv ? Quel groupe la porte en étendard ?

- Finalement, vous appartient-elle vraiment ?

Édouard a attendu en vain un ami pendant plus d'une heure devant l'opéra. Le fait d'avoir été ainsi oublié l'interpelle : ce banal contretemps a un air de déjà-vu… Édouard se souvient alors combien ses parents se disputaient sans arrêt, le prenant à partie lors des dîners. Son père, alcoolique, lui avait lancé un soir qu'il « aurait mieux fait de ne pas exister ». Sa mère n'avait pas contredit la parole de son mari, et l'enfant avait accusé la violence du propos. Pour lui, cela signifiait que jamais ses parents ne l'aimeraient tant il ne méritait pas sa venue au monde.

Les années passent, mais la parole du père continue d'agir en souterrain. Édouard souffre d'un manque d'estime de soi. À 50 ans, ses nuits sont agitées, il se réveille fréquemment, pris par de fortes angoisses et tenaillé par une sensation de mort imminente. Pourtant, il minimise ses symptômes, parce que, « dans sa famille, on est des durs », comme le répétait son père. Il se tait donc, jusqu'à se sentir transparent dans ses relations avec les autres, persuadé que s'il se plaignait, cela ferait fuir ses amis.

Au départ, le phantasme (« tu aurais mieux fait de ne pas exister ») appartient au père, et c'est lui qui, en prononçant la sentence meurtrière, va l'insérer dans l'esprit de son fils. Ce phantasme a d'autant plus d'impact qu'il vient confirmer à l'enfant un pressentiment. En trouvant qui est l'initiateur de ce phantasme, Édouard va pouvoir s'en dégager, l'observer comme un objet extérieur à lui.

Sa fonction

- Cette idée est-elle le reflet de votre volonté d'adaptation au milieu ?

S'adapter à une nouvelle situation ou se faire accepter par un groupe peut être un enjeu tel qu'il nous déstabilise. Nous sommes alors inconsciemment prêts à abandonner nos valeurs personnelles au profit des règles implicites du nouveau milieu, car nous croyons devoir nous y conformer.

> Après de longs mois de chômage, Agathe a enfin décroché un poste intéressant. Un jour, sa responsable lui rappelle l'importance capitale de la réunion où sera présenté le projet phare de la société. Elle ajoute qu'Agathe ferait mieux de se « mettre en valeur » dans la mesure où c'est elle qui prendra la parole. Agathe prend de plein fouet cette remarque sur sa façon de s'habiller, elle qui privilégie un style décontracté. Elle va donc faire les boutiques et achète un tailleur signé d'un grand couturier. Le soir, son mari lui reproche ses dépenses excessives. Agathe se sent « prise dans un étau », entre d'un côté ses phantasmes et ceux de sa responsable (il faut être habillé de telle manière dans tel genre de circonstances) et de l'autre les critiques de son mari.

> Le souci est qu'elle prend l'opinion de sa responsable telle quelle, sans l'avoir évaluée pour constater si elle lui correspondait vraiment. Quand Agathe a essayé son tailleur au magasin, elle ne se sentait pas à l'aise en marchant avec. Lorsqu'elle s'est regardée dans la cabine d'essayage, elle ne s'est pas demandé si cet habit correspondait à sa personnalité, elle a juste vu d'elle son image figée le portant au moment de la réunion (comme sur le papier glacé des magazines).

Sa véracité

- Cette idée vous paraît-elle pleine de vérité ou exagérément plaquée et artificielle ? Êtes-vous libre de la réfuter ?

Retournez votre idée en sa proposition inverse (par exemple « les enfants comprennent tout » si vous croyez que « les enfants ne comprennent rien »), et observez la manière dont celle-ci résonne en vous. Prenez le temps d'y réfléchir, seul. Oubliez toutes vos références, appuyez-vous seulement sur la réalité : laquelle des deux propositions vous paraît la plus juste ?

Nous avons vu que notre vécu peut nous faire adopter un phantasme collectif. C'est une sorte de « pollution psychique ». L'idéal est, d'une part, de ne pas propager soi-même les idées stéréotypées et, d'autre part, de s'opposer aux idées fausses et malfaisantes, plutôt que de ne rien dire et laisser la diffusion s'opérer.

> Lors d'un repas familial réunissant la famille élargie, Maxime, 6 ans, refuse de finir son assiette. Ses parents l'y encouragent sans chercher à le forcer. Exaspéré, le grand-oncle Marcel intervient en associant le comportement de l'enfant à de la désobéissance. Il s'exclame ensuite que les enfants sont « comme les chiens » et qu'il faut les « dresser ». Tollé général ! Chacun s'élève pour protester contre cette affirmation cruelle et déshumanisée. Maxime, voyant que ses parents ne partagent pas cette vision, se sent profondément rassuré.

Sa nature

- Cette idée vous paraît-elle exclusivement mentale ?
- Cette idée est-elle fixe ? Tourne-t-elle en boucle, ne supportant aucune variation ou aucune contradiction ?

Certaines idées sont de l'ordre de la logique abstraite, froide et du raisonnement intellectuel qui fonctionne seul. Elles sont comme coupées de la part affective, imaginative et intuitive, de la dimension corporelle et spirituelle.

Il est également intéressant de vous demander s'il vous arrive de les ruminer sans trouver une issue, comme un vélo qui pédalerait en roue libre.

Ses effets sur vous

- Cette idée réduit-elle votre perception et le champ des possibles devant vous ? Vous emmène-t-elle vers des chemins relationnels sans issue ?

- Consomme-t-elle beaucoup d'énergie psychique : vous épuise-t-elle moralement ?

Jean-Claude vient d'obtenir la promotion qu'il attendait depuis des années : un poste de haut responsable dans une multinationale. Il a atteint le sommet selon son critère de réussite, partagé par son entourage immédiat. Après quelques mois, son enthousiasme disparaît déjà et la lassitude le gagne. Il est épuisé par ses missions à l'étranger qui l'empêchent de se poser.

Au fond, les valeurs fondamentales de Jean-Claude ne reposent pas sur le monde des affaires : il s'est « trompé » d'objectif, emporté dans un engrenage qui a construit son avenir malgré lui. Il s'est fait prendre par le phantasme unique et stéréotypé de la réussite, promu par ses parents, par l'école qu'il a suivie, par ses amis...

Selon vos réponses aux questions ci-dessus, vous avez probablement pu discerner si vous êtes en proie à une croyance, une idée préconçue ou un préjugé qui est devenu en fait un phantasme, qu'il provienne de vous ou de votre entourage...

Se libérer de la tyrannie
de ses phantasmes

Si vous pensez avoir repéré en vous un phantasme (une croyance, une illusion, un préjugé, etc.), observez bien les informations qu'il peut vous apporter sur votre « ancien » rapport au monde. Comment ce phantasme fonctionnait-il pour vous ? Cette recherche n'est pas une spéculation intellectuelle, mais bien le moyen de se défaire progressivement de son phantasme. En révélant à votre conscience ce que chaque phantasme cachait et la place qu'il occupait dans votre existence, vous pourrez vous en débarrasser définitivement[1].

Nous avons vu que certains de nos phantasmes sont en fait la reprise d'un phantasme collectif que, d'une certaine manière, nous avons adopté sans le remettre en question. Ce type de phantasmes a l'avantage d'être de ce fait plus visible que les phantasmes personnels. Ces derniers sont souvent profondément enfouis dans l'inconscient où se sont propagées leurs racines complexes.

---

1. Les quelques recommandations exposées dans cet ouvrage sont générales et doivent bien sûr être complétées en fonction de la singularité de chacun.

L'expression « courir après son phantasme » montre combien le phantasme est fuyant. Nous nous sentons proches de l'atteindre, mais sans y parvenir. Cette quête impossible fait penser à une histoire de tradition européenne : il y aurait, au pied des arcs-en-ciel, un chaudron d'or que des lutins farceurs auraient caché. La recherche d'un tel trésor peut nous emmener diablement loin !

Seul un travail en profondeur tel qu'il se pratique dans le cabinet d'un psychanalyste peut permettre de déceler ses phantasmes les plus enfouis. Une telle recherche nécessite du temps, de la patience et de la persévérance. Ce travail se fait en compagnonnage avec le psychanalyste, qui écoute attentivement l'inconscient en nous et nous renvoie en miroir son existence.

Le phantasme ne sort pas d'un chapeau de magicien. Lors d'une psychanalyse, il suinte d'abord dans notre discours (comme le fait également le secret). Puis, devant la persistance de son évocation, il se dévoile vraiment à l'oreille avertie du psychanalyste. Celui-ci relève des informations montrant que nous ne sommes pas dans la réalité, mais dans l'illusion des phantasmes. Il nous le fait alors remarquer et nous aide à déconstruire les phantasmes défensifs, au contenu souvent ambigu, par lesquels nous croyons nous protéger de la réalité. Enfin, avec lui nous pouvons nommer le phantasme pour lui donner un contour et un sens. Nous décidons alors de nous détacher de cet écran et ne nous y identifions plus. Nous réalisons combien ce qui a pris tant de place dans notre vie n'était qu'une chimère et combien ce phantasme nous faisait du tort en nous privant de vivre pleinement. S'il a eu son utilité durant un temps, il n'a plus lieu d'être à présent : avec la force que procure la connaissance de soi, nous devenons à même de nous libérer de cette parade. Nous pouvons faire face à l'ancienne douleur que le phantasme cachait. Celle-ci devient supportable puisqu'elle se revit dans un environnement affectif et éthique encourageant la dimension pleinement humaine de l'individu. Le phantasme tombe alors en désuétude.

Perrine vivait dans le phantasme de ne pas être intelligente. Avec son psychanalyste, elle se rend compte qu'elle était entravée par la souffrance dans laquelle elle baignait enfant et adolescente. Chaque jour en rentrant de l'école, elle retrouvait sa mère qui déversait sur elle sa haine et sa rancœur, passant au crible tous ses manquements. Ces moments éprouvants annihilaient en elle toute capacité de réflexion, toute possibilité pour son esprit d'exercer sa curiosité. Ses élans vers la connaissance étaient impossibles. Pendant longtemps, les effets destructeurs de sa douleur étaient encore en elle, comme un mauvais charme qui n'aurait pas été brisé.

Il arrive ainsi que la fonction de penser soit brimée par l'un des parents qui sape constamment l'élan psychique de son enfant. Au bout d'un certain temps, cette fonction s'atrophie, et l'enfant en perd l'accès naturel. Il refoule ainsi une partie de sa personnalité dont l'expression représente un danger, se heurtant à l'opinion méprisante de son parent. Le phantasme de n'être bonne à rien de Perrine a commencé à céder lorsque qu'elle a changé son rapport à l'écriture (c'est son métier) en laissant entrer la fiction dans ses récits.

Une fois le phantasme « démonté », que faire de cette énergie libérée ? Comment réutiliser cette force à des fins plus propices ?

Mettre en œuvre sa fantaisie

> *Imaginer, c'est hausser le réel d'un ton.*
>
> G. Bachelard, *L'Air et les Songes*

Pourquoi ne pas créer ?

Nous soutenons avec Didier Anzieu que « créer, c'est lever soi-même un refoulement[1] » et sommes portés à le croire pour toute activité faisant appel à la fantaisie, à l'inventivité. Créer, c'est faire tomber des barricades, accéder à sa pensée singulière, ne plus avoir envie de se raccrocher à ce qui existe…

La fantaisie n'est entravée par aucun modèle extérieur, elle nous relie à notre être profond. Elle nous permet d'affirmer et d'exprimer notre caractère unique et original en ce monde. En nous rendant fiers d'être nous-mêmes, elle participe à notre construction intérieure.

Pour « contacter » votre fantaisie, il vous suffit de vous mettre dans une certaine disposition d'esprit. N'importe quelle situation peut alors vous y conduire. Laissez-vous

---

1. CHABERT C., *Didier Anzieu*, PUF, « Psychanalystes d'aujourd'hui », 1996.

aller à votre imagination et jouez avec vos images personnelles, vos visions intérieures, comme vous le feriez avec la
forme des nuages dans un ciel d'été. De nombreuses occa-
sions se présentent quotidiennement au regard neuf.
Laissez-vous saisir par la force vivifiante de ces idées et de
ces images. Elles apportent une énergie vitalisante. En
goûtant la valeur poétique de toute chose, vous entrerez
dans la joie.

Transformer l'énergie

Faites le tri de vos idées pour ne garder que celles qui
ouvrent la porte à la fantaisie, afin qu'un vent de liberté
puisse s'engouffrer dans votre vie. La fantaisie apporte
l'once de légèreté qui relance la dynamique de l'être, donc
sa créativité.

> Les parents de Manuel aiment la voile et l'emmènent sou-
> vent en mer. Au début, il cherche où se mettre sur le
> bateau, puis choisit de s'asseoir à la proue du voilier. Se
> sentant à l'écart du monde, il chante dans le vent, certain
> que personne n'entendra sa voix. Il laisse alors vagabon-
> der ses pensées, les adressant parfois au dieu des Mers et
> à ses sirènes.
>
> Transporté (dans tous les sens du terme), il peut explorer
> dans sa tête sans contrainte les choix d'orientation sco-
> laire qui se présentent à lui et qui deviendront détermi-
> nants à son retour de vacances.

Contrairement au phantasme qui est très mentalisé, très
figé, la fantaisie mobilise la dimension sensible à travers les
sensations corporelles, les émotions et les sentiments.
Contrairement au phantasme qui sature les récepteurs sensi-

bles (et finit par les détruire), la fantaisie les effleure en jouant avec l'aspect vibratoire et les perfectionne.

> Fabrice n'est pas un spécialiste de musique classique. Un jour, dans sa voiture, il tombe sur le début du *Requiem* de Mozart en cherchant une station de radio. Il ressent une sensation prodigieusement intense dans le bas du dos. Il n'en revient pas que la musique puisse produire sur lui un tel effet. Poursuivant l'écoute du morceau, il constate que surgit en lui une forte émotion : il a une envie subite de pleurer.
>
> Une autre personne dans la même situation n'aurait peut-être pas fait attention à cette diffusion musicale et aurait continué sa recherche sur la bande FM, c'est bien une particularité propre à Fabrice qui l'a porté à s'arrêter sur ce morceau...

Se relier à son corps

Lorsque nous prenons conscience des sensations corporelles qui nous traversent, nous percevons profondément la vie en nous. Il s'agit de partir à la découverte d'un nouvel espace sensoriel[1] dans lequel nous ne faisons pas que voir les couleurs, mais où nous les vivons et les ressentons en profondeur. Percevoir différemment nos sensations physiques nous fait passer d'un monde perceptif fade et distant à un monde riche et stimulant, dans lequel nous avons notre place et où nous sentons pleinement notre âme habiter notre corps.

---

1. Voir DEFORES M.-C. et PIEDIMONTE Y., *La Constitution de l'être.*

Pendant longtemps, Solange se figurait qu'elle n'était pas assez gracieuse pour pratiquer la danse, imaginant l'implacable réalité que lui renverraient les miroirs entourant la salle de cours. Malgré tout, elle pousse un jour la porte d'un club de danse et rencontre le professeur. Le premier contact est bon et l'encourage à se lancer.

Elle choisit au début de ne pas se regarder dans les glaces et de ne pas se comparer aux autres élèves, ne voulant évaluer l'expérience qu'à partir de ses jalons personnels. Peu à peu, ses perceptions intérieures prennent place en elle et lui font découvrir le plaisir de sentir son corps évoluer dans le mouvement et l'espace.

Le fait de reprendre contact avec son corps est une satisfaction si précieuse qu'elle motive Solange à dépasser sa timidité première. Cette expérience lui permet de remettre en question ce qu'elle s'était figurée d'elle-même. Elle réalise qu'elle s'était éloignée du monde des sensations. Aujourd'hui, cette capacité se débloque, elle n'est plus mise à l'écart, ce qui permet à son corps et à son esprit d'être à nouveau en lien.

Suivre ses intuitions

La fantaisie a pour fonction de relancer notre aptitude à rêver, à nous enchanter et à voir le merveilleux autour de nous. Elle s'appuie sur la faculté d'intuition et nous relie à la connaissance que nous avons de nous-mêmes, en interaction avec notre environnement. Accordez plus de confiance à ce que vous ressentez plutôt qu'à ce qui se dit autour de vous ou à ce que d'anciens schémas cherchent à insinuer en vous. Faites taire le vacarme ambiant pour entendre votre mélodie intérieure.

Benjamin avait tendance à s'en remettre à autrui pour trouver une solution à ses propres problèmes. Dans le cadre de sa troisième année à la faculté de psychologie, il devait effectuer un stage, mais les lieux qu'il connaissait étaient déjà pourvus de stagiaires. Il ne devait donc compter que sur ses propres ressources.

À cette époque, il finissait la lecture d'un roman qui traitait d'un enfant différent des autres, parce qu'il présentait des troubles mentaux. Il s'intéressa à l'auteur, un écrivain américain[1], et apprit que celui-ci vivait désormais en France où il dirigeait une structure qui recevait des adolescents autistes. Benjamin se dit qu'il pourrait le contacter pour faire un stage avec lui. Autour de lui, personne ne crut à son projet. Sa petite amie de l'époque se moqua même de lui : « Tu t'imagines qu'une personne aussi connue a besoin de quelqu'un comme toi ? »

Benjamin obtint un rendez-vous au cours duquel il exposa son projet de stage et sa motivation. Accepté, il y travailla pendant un an. La suite de ses études et ses premiers emplois furent orientés par cette expérience originale.

Être attentif à ses perceptions permet de prendre davantage d'initiatives personnelles, de ne plus suivre le troupeau. L'intuition provoque des évidences sans que le raisonnement intervienne. Elle possède la même fulgurance que l'« Eurêka ! » d'Archimède exprimant sa joie d'avoir trouvé la solution à un problème, après une longue recherche.

L'intuition nous sort d'une posture d'attente qui nous faisait croire que le changement viendrait d'un hypothétique extérieur (nous retrouvons l'idée d'attendre un « sauveur »,

---

1. BUTEN H., *Quand j'avais cinq ans, je m'ai tué*, Le Seuil, « Points virgule », 2000.

évoquée précédemment). Elle réveille l'implication que nous pouvons avoir dans ce monde : grâce à elle, nous prenons pleinement conscience que nous appartenons au monde qui nous entoure et, qu'à ce titre, nos actions quotidiennes contribuent à en faire ce qu'il est. L'intuition donne l'élan pour « être le changement que vous voulez voir dans le monde », selon les termes du Mahatma Gandhi.

Exprimer son potentiel créatif

Il s'agit de reconnaître en soi ce potentiel d'inventivité et de lui donner libre cours, en apposant son empreinte sur une matière quelconque. Celle-ci deviendra alors le témoin d'une improvisation libre.

> Pour faire plaisir à ses enfants, Doriane propose, un mercredi, une activité « peinture ». Après la séance, les enfants sont partis se laver les mains, tandis que Doriane commence le rangement. Son regard s'arrête tout à coup sur la palette : elle n'avait jamais vu les couleurs comme cela auparavant. Elle a soudain l'impression de les redécouvrir avec acuité ! Doriane prend un pinceau et fait de délicats mélanges, créant ainsi de nouveaux tons tirant tantôt vers le rose, tantôt vers le jaune… Elle décide de ne pas nettoyer la palette et de l'accrocher à un clou.
>
> Cette brève expérience lui a fait un bien fou et l'a apaisée. Elle lui laisse entrevoir qu'il y a là une possibilité d'aller plus loin si elle le souhaite. Pourquoi ne pas prendre des cours de peinture à la rentrée prochaine ?
>
> Doriane a fait l'expérience de l'instant présent. Cette expérience a été rendue possible grâce à une forme de lâcher prise que l'on peut traduire par : « ce qui vaut vraiment la peine se passe pour moi ici et maintenant ». Durant ce bref moment, elle a effectivement mis de côté

ses préoccupations ménagères et ses soucis ponctuels avec son mari.

Attention, l'important dans le fait d'exploiter son potentiel artistique n'est pas de produire un objet, mais de percevoir le processus qui se déroule en soi. Il est donc intéressant de se demander ce que l'on a ressenti durant cette activité, ce que l'on a découvert de soi à travers cette réalisation. Ce qui compte le plus, après coup, est le souvenir de l'expérience personnelle, l'objet ne faisant que matérialiser et rappeler cette tranche de vie.

Aldous Huxley disait : « L'expérience, ce n'est pas ce qui arrive à un homme. C'est ce qu'un homme fait de ce qui lui arrive. » Nous prenons ainsi conscience de notre faculté à créer et à faire surgir du nouveau…

Déployer ses ailes

Sors de ta chrysalide, ô mon âme.
Cécile Sauvage, *Fuite d'automne*

La fantaisie ouvre l'horizon devant nous. N'est-il pas surprenant que, dans la mythologie grecque, Psyché soit la personnification de l'âme représentée avec les ailes d'un papillon ? Le papillon naît plusieurs fois : une première fois en tant que chenille par l'action conjointe de deux êtres reproducteurs, puis une seconde par son action propre pour devenir un insecte accompli. Il émerge de son cocon étroit, comme l'âme humaine doit se dégager des phantasmes qui l'empêtrent dans le passé et faire vie neuve. Le papillon découvre ses ailes chatoyantes comme l'âme réalise qu'elle recèle de nouvelles dimensions. Il s'envole à l'assaut des cieux ; elle part à la conquête de nouveaux espaces, de nouveaux horizons.

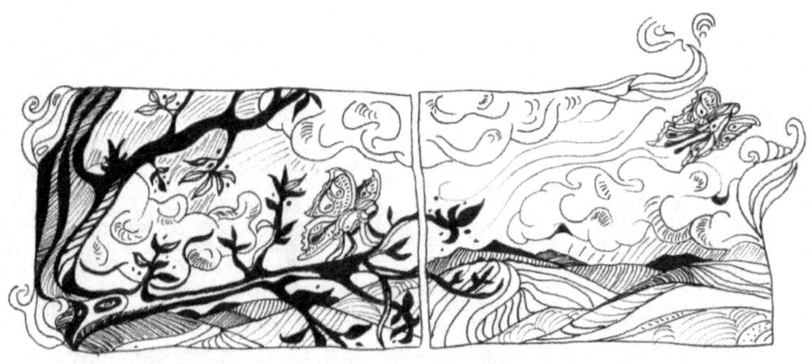

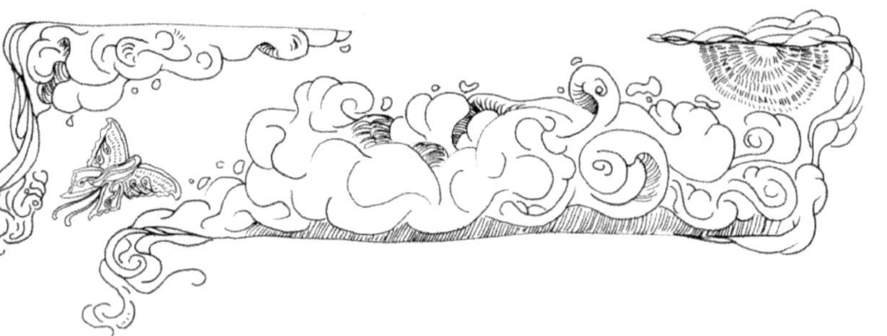

Conclusion

Nous avons vu que les phantasmes sont des représentations parasites qui déforment notre réalité et influencent nos comportements. Nous devons être conscients qu'ils ne disparaîtront pas du jour au lendemain sous l'effet d'un coup de baguette magique, même si nous le souhaitons ardemment. Ils ont leur place en nous parce que notre esprit est ainsi fait ; ils en sont une composante. Acceptons de devoir en découdre avec eux tout au long de notre vie. Les phantasmes continueront de venir de notre for intérieur, seront produits par notre entourage ou circuleront dans la société.

Ce qui a irrémédiablement changé, c'est l'accueil que nous leur réserverons. C'est là que pourra s'affirmer notre position d'être humain responsable, qui peut décider en son âme et conscience de ce qu'il fera des phantasmes repérés dans son existence. Nous ne les laisserons plus nous endormir ; nous ne les laisserons plus imposer aveuglément leur diktat. Les phantasmes n'auront plus prise sur notre vie psychique en perpétuel mouvement. Ils surgiront et disparaîtront, puis se transformeront et se métamorphoseront encore et encore.

Débarrassés de ces écrans et de ces filtres, nous regarderons la vie d'un nouvel œil et la redécouvrirons avec une implication plus grande, plus personnelle. Cultiver sa fantaisie et sa force créatrice, c'est élargir avec bonheur les frontières de sa personnalité. Le champ des possibles s'ouvre devant nous, tel un monde nouveau, là même où le phantasme restreignait fortement notre vision de l'existence et nos capacités créatives. Nous serons alors disponibles pour relancer notre construction intérieure et enfin vivre notre personnalité profonde.

Plutôt la vie !

Bibliographie

Cléopâtre ATHANASSIOU et Anne JOUVET, *L'Enfant et la Crèche*, Césura, 1999.

Sophie CADALEN, *Inventer son couple*, Eyrolles, 2006.

Catherine CHABERT, *Didier Anzieu*, PUF, 1996.

Marie-Claude DEFORES et Yvan PIEDIMONTE, *La Constitution de l'être*, Bréal, 2009.

Françoise DOLTO, *Séminaire de psychanalyse d'enfants I*, Le Seuil, 1991.

Sigmund FREUD, *Introduction à la psychanalyse*, Payot, 2004.

Sigmund FREUD, *Névrose, psychose et perversion*, PUF, 1992.

Patrick GUYOMARD, *La Jouissance du tragique*, Flammarion, 1998.

Pierre KAUFMANN (dir.), *L'Apport freudien*, Bordas, 2003.

Jacques LACAN, *Le Séminaire, Livre VII*, « *L'Éthique de la psychanalyse* 1959-1960 », Le Seuil, 1986.

Jean LAPLANCHE et Jean-Bernard PONTALIS, *Fantasme originaire, fantasmes des origines, origines du fantasme*, Hachette, 1998.

Maud MANNONI, *Le Premier Rendez-vous avec le psychanalyste*, Gallimard, 1988.

Alice MILLER, *C'est pour ton bien*, Aubier, 2006.

Claude NACHIN, *Le Deuil d'amour*, L'Harmattan, 1998.

Juan David NASIO, *Le Fantasme*, Payot, 2005.

Don Miguel RUIZ, *Les Quatre Accords toltèques*, Jouvence, 2005.

Yolande TISSERON-PAPETTI, *Du deuil à la réparation*, Des Femmes, 2004.

Saverio TOMASELLA, *La Perversion*, Eyrolles, 2010.

Saverio TOMASELLA, *Le Sentiment d'abandon*, Eyrolles, 2010.

Saverio TOMASELLA, *Le Surmoi*, Eyrolles, 2009.

Saverio TOMASELLA, *Oser s'aimer*, Eyrolles, 2008.

Saverio TOMASELLA et Gilles PHO, *Vivre en relation*, Eyrolles, 2006.

Saverio TOMASELLA et Karine TRYSTRAM, *Comprendre la psychanalyse*, sur le site www.sujet.info (rubrique « Lexique »).

Maria TOROK, *Une Vie avec la psychanalyse*, Aubier, 2002.

Donald Woods WINNICOTT, *Jeu et réalité*, Folio, 2006.

Composé par *Style Informatique* (*www.style-info.com*)

N° d'éditeur : 4067
Dépôt légal : juin 2010
Imprimé en Allemagne par BoD

www.ingramcontent.com/pod-product-compliance
Lightning Source LLC
La Vergne TN
LVHW051241060726
842526LV00013B/3012